KB187354

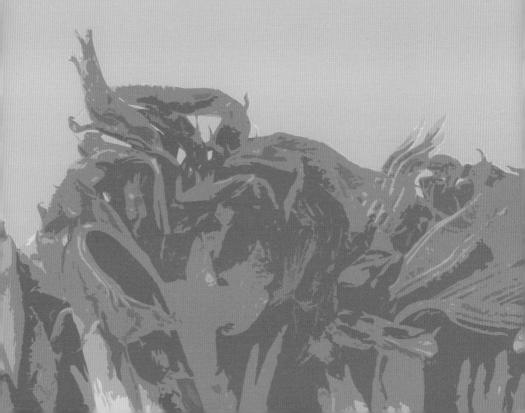

천기누설 사계절 보약
약초 & 채소 장아찌 만들기

글·사진 남설악장아찌연구회

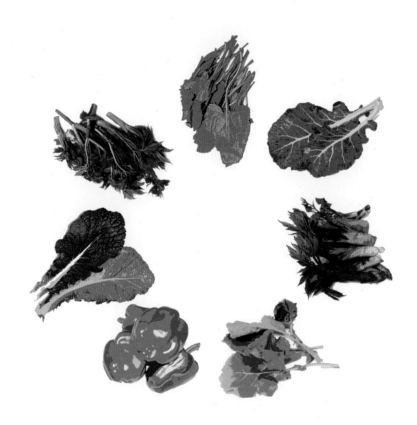

천기누설 사계절 보약

약초 & 채소 장아찌 만들기

지은이 ┃ 남설악장아찌연구회
펴낸곳 ┃ 지식서관
펴낸이 ┃ 이홍식
디자인 ┃ 지식서관 편집부
등록번호 ┃ 1990. 11. 21 제96호
주소 ┃ 경기도 고양시 덕양구 고양동 31-38
전화 ┃ 031)969-9311(대)
팩스 ┃ 031)969-9313

초판 1쇄 발행일 ┃ 2021년 2월 5일

머리말

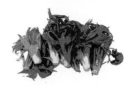

　조상의 지혜가 담긴 장아찌에 대한 초기 기록은 고려 중기 이규보가 남긴 『동국이상국집(東國李相國集)』에 수록되어 있다. '좋은 장으로 무를 재워서 여름철에 보관하기 좋고, 소금에 절여 겨울철에 대비해서 장아찌를 담는다'고 언급되었다. 이것을 장아찌의 시초라고 추정하지만 사실은 중국 진(晉)나라 진수(陳壽)가 엮은 『삼국지(三國志)』의 우리나라 부분인 위지동이전에 우리나라 지방에서 '저(菹)'를 담가먹는 풍습이 있다고 기록되어 있다. 저란 지금의 '소금절임'을 뜻하며 일반적으로 우리나라의 고대 김치를 의미한다.

　고려초기의 우리나라에는 이미 다양한 절임음식이 발달해 있었다. 작자미상의 우리나라 최초 의학서인 『향약구급방(鄕藥救急方, 1236년)』은 순무김치를 언급하면서 장으로 절인 순무장아찌는 여름용으로, 소금에 절인 순무절임은 겨울, 봄, 가을용으로 담근다고 하였다. 이것이 『동국이상국집(1241년)』에서는 간단하게 기술되어 있었던 것이다.

　장아찌의 유래는 이처럼 고대 김치에서 발원한 것으로 추정되며 제철 풍성기를 먹기 힘들었던 겨울철을 대비할 목적으로 담갔다.

　제철 채소를 오랫동안 저장하면서 섭취할 목적으로 개발된 장아찌가 현대에서는 간편식, 건강식, 저비용 음식으로 각광받으면서 다양한 방법으로 소비되고 있다. 저자는 이 책을 통해 장아찌 담그는 방법을 정리하고자 한다.

2020. 4. 5.

남설악장아찌연구회

Contents

Part 1.
한국의 장아찌

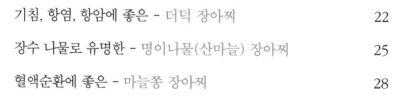

Part 2.
봄 장아찌 & 장조림 레시피

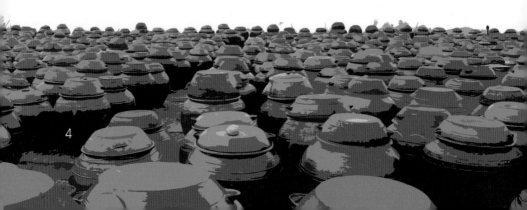

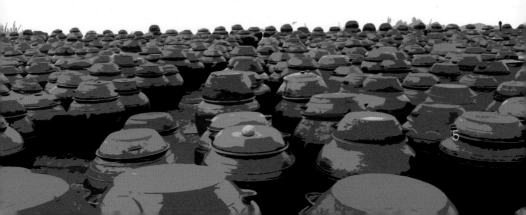

Part 3.
여름 장아찌 & 장조림 레시피

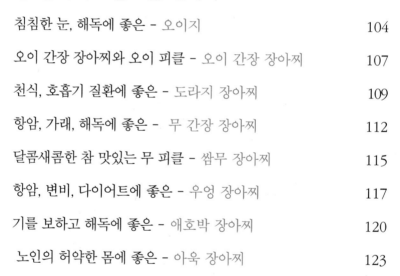

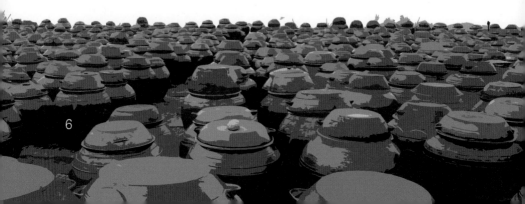

Part 4
가을 장아찌 & 장조림 레시피

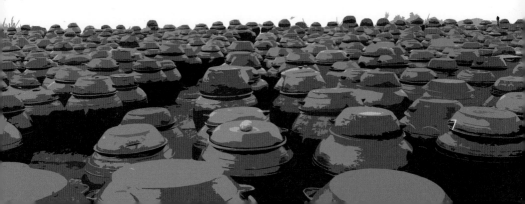

Part 5
겨울 장아찌 & 장조림 레시피

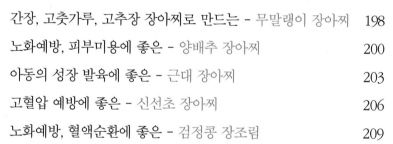

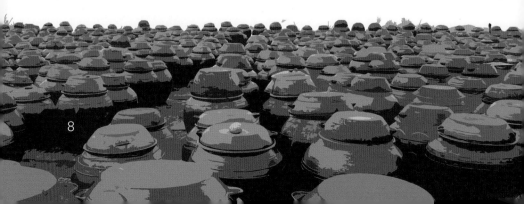

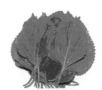

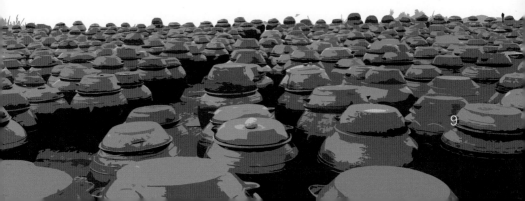

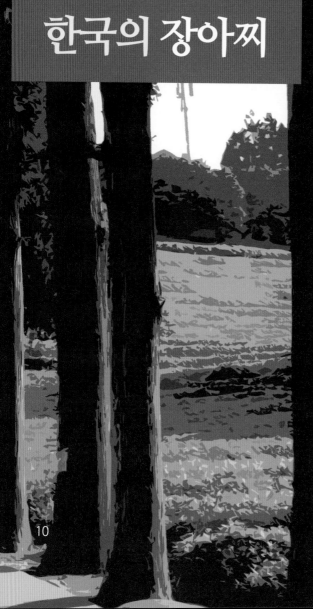

Part 1.
한국의 장아찌

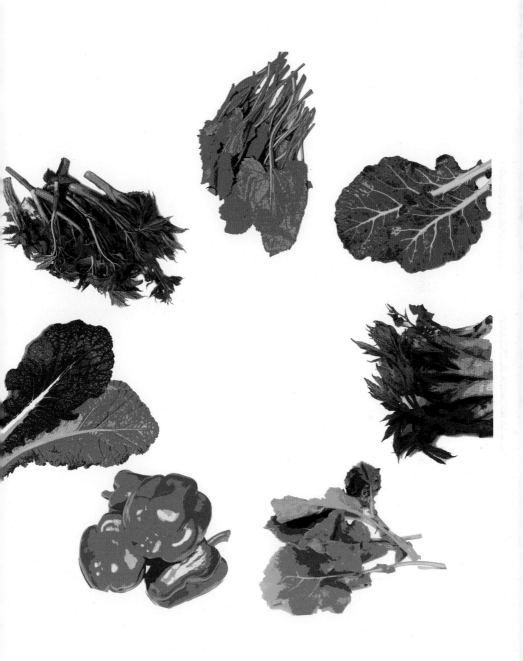

한국인의 장아찌란?

　장아찌의 기원은 앞에서 살펴보았듯이 고대 절임 김치류에서 기원한 것이며 이는 사계절 변화가 뚜렷하고 온돌방 문화가 있는 우리나라 환경에 적합하게 정착되고 긴 세월 동안 개선되어 온 음식이다.

장아찌의 유래

　냉장고가 없던 옛날에 깻잎, 무, 마늘, 참외 따위의 제철 채소나 과일을 오랫동안 보존하며 섭취하기 위해 소금물이나 간장에 염장하거나 된장, 고추장에 박았다가 갖은 양념으로 무쳐 먹은 것이 우리 고유의 절임 음식인 장아찌이다. 요즘의 장아찌는 부패 방지와 저장성을 중요시했던 과거의 짠맛 장아찌와 달리 저염식의, 그리고 수월하게 담글 수 있는 간장 장아찌나 초절임 장아찌가 인기가 있다. 장아찌는 긴 세월 동안 다양한 조리법이 파생되었기 때문에 담그는 방식도 제각각이다. 예를 들어 옛 방식의 저장성 위주의 장아찌는 소금 장아찌인 짠지와 참외 장아찌가 있다. 간장 장아찌의 대표 음식은 깻잎 장아찌일 것이고 고추장 장아찌의 대표 음식은 매실장아찌가 있을 것이다.

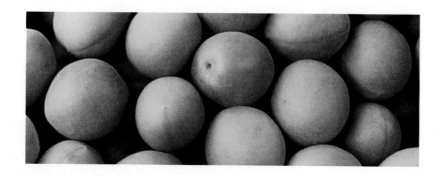

장아찌의 종류

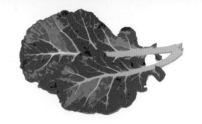

대형 마트의 반찬 코너에서부터 순창 고추장 마을까지 전국 방방곡곡에서 수많은 전통 장아찌가 존재한다. 그럼에도 불구하고 장아찌는 크게 4~5가지 종류로 분류할 수 있다.

소금 장아찌 (짠지)

다른 성분 없이 소금물로만 절인 장아찌를 말하며 흔히 짠지라고 부른다. 장아찌의 대부분은 보존성 및 변질을 방지하기 위해 소금물에 절이는 과정이 필요하지만 간장 장아찌는 간장에 염분 성분이 있으므로 소금물에 절이는 과정 없이 바로 장아찌가 된다. 소금 장아찌는 나중에 섭취할 때 소금물을 하루 동안 우려낸 후 양념으로 버무려 섭취하는 번거로움이 있지만 다른 장아찌와 달리 보존성이 매우 높고, 장아찌를 만든 뒤에도 채소 고유 색상이 살아 있는 것이 장점이다.

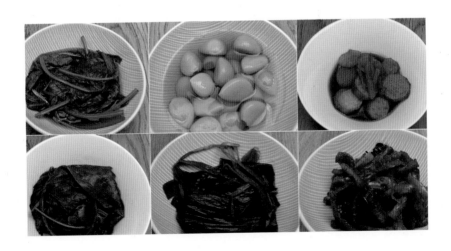

간장 장아찌

양조간장이나 국간장을 절임물로 사용한다. 맛을 내기 위하여 설탕(꿀)과 식초를 추가하고 필요한 경우 다시물을 추가한다. 채소 고유의 색상이 간장물에 의해 사라지는 것이 단점이지만 담그는 방법이 간편하고 다양한 양념을 추가하여 맛을 개선하기 편리한 점이 장점이다.

고추장, 된장 장아찌

채소 재료를 고추장이나 된장에 박아두었다가 간이 들면 꺼내어 갖은 양념으로 무쳐서 먹는 장아찌이다. 고추장이나 된장의 염분 성분이 간접으로 염장하는 효과가 있다. 보통 엿물과 같이 절여야 더 오랫동안 변질을 방지하고 보존할 수 있다.

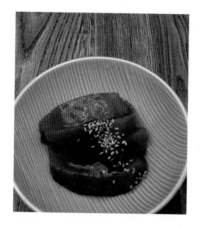

식초 장아찌 (초절임)

식초물을 절임물로 사용한 장아찌로 피클과 가까운 장아찌이다. 흔히 '초절임'이라고 부른다. 식초가 주 양념이지만 맛을 조절하기 위해 설탕과 간장을 소량 사용한다.

장아찌의 장점

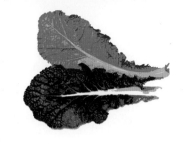

채소 반찬의 보존성 연장

장아찌는 제철 채소를 한 달 혹은 1년 이상 보존하면서 섭취할 수 있도록 해준다. 예를 들어 참외 소금 장아찌는 몇 년 이상 보존할 수 있다.

밑반찬을 만드는 수고를 절약

맛있는 장아찌 3가지를 준비해 두면 다른 밑반찬 없이도 한끼 식사를 뚝딱 해결할 수 있다. 예를 들어 냉장고에 깻잎장아찌, 무초절임, 고추된장장아찌가 준비되어 있다면 이 3가지만으로도 식사 준비가 끝난다. 다른 반찬을 만드는 수고를 절약할 수 있는 것이다.

알고 보면 건강식

옛 방식의 장아찌는 저장성을 중요시하였기 때문에 소금 염장의 농도를 10% 이상으로 하였다. 이 때문에 고염식이라는 약점이 있어서 고혈압 환자에게는 좋지 않았다. 요즘 장아찌는 소금의 농도를 5~6%로 하되 보존성을 위해 식초를 추가하기 때문에 저염식일 뿐만 아니라 식초의 효능인 인체 신진대사와 활력에 효능이 있다.

식재료비 절약

장아찌는 보통 일주일치 내지는 한달치를 구입해 담그기 때문에 식재료를 대량 구매하여 비용을 절감할 수 있다. 아울러 김치를 담글 때처럼 여러 양념이 필요하지 않으므로 양념값을 절약할 수 있다.

장아찌 상식 익히기

용기의 열탕 소독

　장아찌는 염분 성분이 부족하거나 세균이 있을 경우 보존성을 잃고 부패하거나 곰팡이가 생긴다. 장아찌용 유리 용기는 부패균 방지를 위해　열탕으로 소독할 필요가 있다. 냄비에 물을 소량 붓고 그 위에 유리병을 엎어서 세운 뒤 물을 서서히 끓여서 용기 안에 수증기가 꽉 차도록 해주되 10분 정도 끓인다. 그 후 용기를 완전히 건조시킨 뒤 사용하면 아무래도 곰팡이의 발생량을 줄일 수 있다.

장물을 혼합하는 순서

　소금 장아찌는 소금으로 절이는 과정 외에 추가 과정이 필요없지만 간장 장아찌는 맛을 내기 위해 설탕, 다시물과 혼합한 뒤 끓인다. 한소끔 끓인 뒤에는 잡맛을 제거할 목적으로는 소주(청주)를, 맛과 보존성을 높이기 위해 식초를 추가하되 식초는 가장 나중에 붓는다.

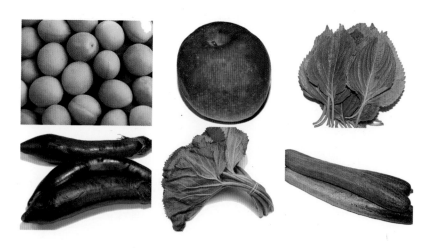

조직이 두터운 채소의 간장물 준비

고추, 오이, 박 등의 껍질이나 조직이 두터운 채소로 장아찌를 담글 때는 펄펄 끓인 장물이 뜨거울 때 붓는다.

조직이 연한 채소의 간장물 준비

깻잎, 배추 등의 껍질이나 조직이 연한 채소는 펄펄 끓인 장물을 완전히 식힌 후 붓는다. 장아찌는 익힐 경우 아삭한 식감이 사라지기 때문에 연한 조직의 채소를 장아찌로 담글 때는 장물에 의해 익지 않도록 주의한다.

간장 장아찌의 장물 다시 끓이기

다른 장아찌와 달리 간장으로 담근 장아찌는 간장물을 2~3차례 덜 어냈다 다시 끓여 붓는 과정이 필요하다. 장물을 다시 받아내어 끓인 뒤 붓게 될 경우 염도가 점점 높아지는데 이는 살균 효과와 부패 방지, 그리고 장아찌를 장기간 보관할 수 있도록 해준다. 장물을 받아서 다시 끓여서 붓는 과정은 채소에 따라 3~7일 간격으로 두세 번 실시한다.

장아찌 장물을 다시 끓여서 넣을 경우 염도가 점점 높아지는데 너무 짠맛이 강할 때는 새 장물을 만든 뒤 기존 장물과 교체하는 것이 좋다.

고추장 장아찌는 찹쌀고추장만 사용

고추장 장아찌는 채소를 한두 달 이상 고추장에 박아두었다가 간이 알맞게 배면 꺼내어 갖은 양념으로 무쳐먹는다. 이때 채소를 박아두는 고추장은 찹쌀고추장, 즉 찰고추장을 사용해야 한다.

소금 장아찌의 염도

장기 보존할 소금 장아찌의 염도는 10~12%가 적합하다. 저염 장아찌는 3~6% 농도로 담그는데 장기 보존에는 불리하므로 소량을 맛있게 담글 때 사용한다. 소금 장아찌는 통상 짠지만큼 염분이 강하므로 섭취를 할 때는 물에서 하루 정도 우려낸 후 양념을 가미해 섭취한다.

간장 장아찌의 염도

양조간장의 염도는 16%, 국간장의 염도는 20% 내외이다. 양조간장 1컵과 물 1컵을 혼합해 장아찌를 담그면 염도가 떨어질 것이다. 입맛에 맞게 물과 식초량을 추가한다.

저염식 장아찌는 고염식 장아찌에 비해 쉬이 상하기 때문에 소량식 담그고 냉장보관하는 것이 좋다.

장아찌에서 설탕이 하는 역할

식품의 부패를 방지하고 장기간 저장하는 방법 중에서 일반적으로 알려진 것이 염장식품이다. 말 그대로 소금물로 염장만 잘 해도 냉장고 없이 1년 이상 부패를 방지하고 저장할 수 있다.

염장식품 외에 식품의 부패를 방지하는 방법으로는 설탕의 첨가이다. 흔히 가당식품이라고 불리는데 가당식품 역시 식품을 장기간 보관하게 해준다. 아울러 식초 역시 부패를 방지하지만 정확하게는 살균에 효능이 있다. 식초는 가만히 두어도 성분이 날아가는 휘발성이므로 장아찌를 담글 때의 식초는 제일 마지막에 넣는다.

장아찌 장물의 배합 비율

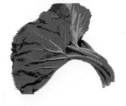

 장아찌용 장물 배합은 재료와의 궁합이 중요하므로 재료에 맞게 장물을 배합해야 한다. 다음 배합 비율만 기억해 두어도 다양하게 응용할 수 있다.

짠맛 장아찌 배합 (옛 방식의 장기간 보존 목적 장아찌)
간장 4 : 물 1 : 설탕 2 : 매실청 1 : 소주 1/2 : 식초 2

단짠맛 (달고 짠맛) 장아찌 배합
간장 3 : 물 2 : 설탕 2 : 매실청 1 : 소주 1/2 : 식초 2

일반 다목적 배합 (대부분의 채소에 통용되는 무난한 배합)
간장 1 : 물 1 : 설탕 1 : 식초 1

일반 다목적 단짠맛 배합 (맛있게 먹는 배합)
간장 1 : 물 1 : 설탕 1 : 식초 1/2

중간맛 장아찌 배합
간장 2 : 물 3 : 설탕 2 : 소주 1/2 : 식초 2

저염식 장아찌 배합
간장 1 : 물 5 : 설탕 2 : 소주 1/2 : 식초 1

저염식 초절임맛 장아찌 배합
간장 1 : 물 5 : 설탕 2 : 소주 1/2 : 식초 2

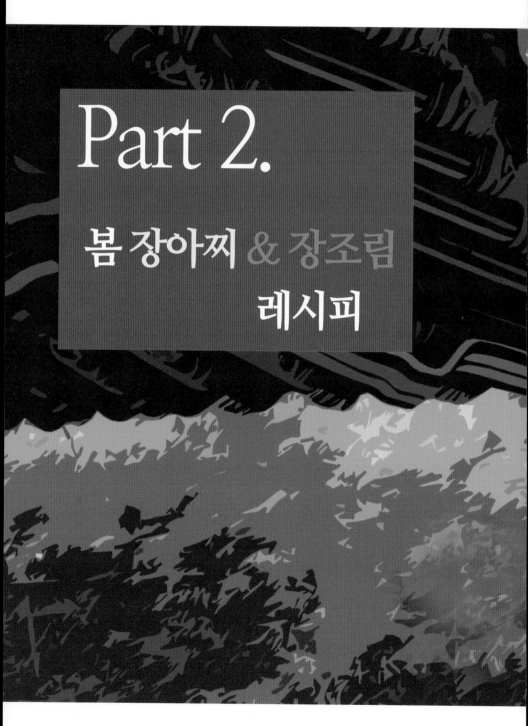

Part 2.
봄 장아찌 & 장조림
레시피

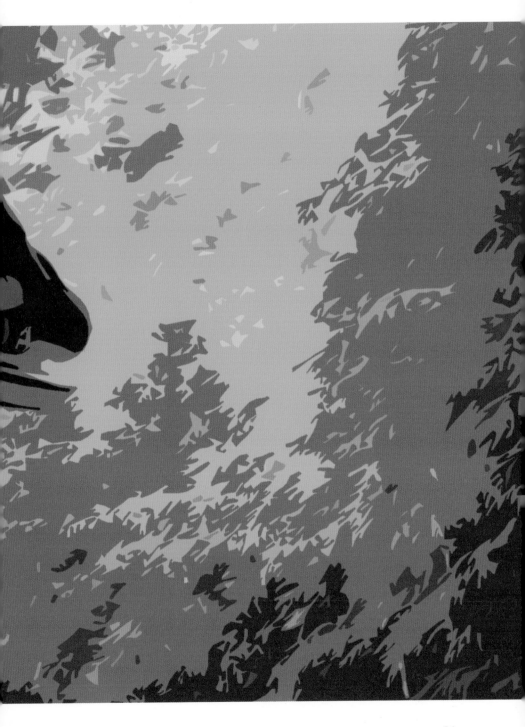

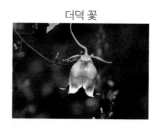
더덕 꽃

기침, 항염, 항암에 좋은
더덕 장아찌

고추장장아찌나 더덕구이로 섭취하는 더덕은 잃어버린 입맛도 살아
나게 하는 별미 음식이다. 더덕을 맛있게 먹으려면 섬유질의 더덕을 방
망이로 질근질근 두들기면서 섬유질을 연하게 펴주는 과정이 중요하다.

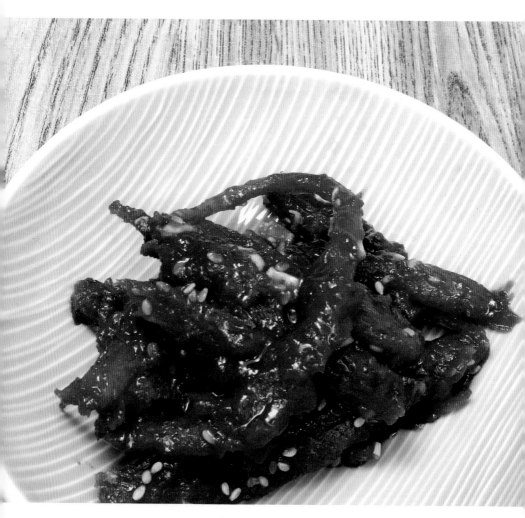

더덕 고추장 장아찌 레시피

더덕 장아찌는 일반적으로 간장보다는 고추장으로 담근다.

재료 : 더덕 300g(15개)
양념 : 고추장 4큰술, 고춧가루 1큰술, 매실청(또는 설탕) 3큰술, 간장
　　1작은술, 소주(청주) 1작은술, 마늘(다진 것) 1작은술, 대파(다진 것)
　　2작은술, 참기름 2작은술, 식초 1큰술, 참깨 적량

 껍질이 있는 더덕을 솔로 박박 문지르며 세척한 뒤 끓는 물에 살짝 데쳐서 찬물에 담근다. 껍질에 살짝 칼집을 낸 뒤 손으로 둘둘 말아서 껍질을 벗긴다.

 상대적으로 두툼한 더덕은 세로로 2등분하여 나눈다. 소금물에 1시간 정도 침수해 사포닌 성분인 쓴맛을 제거한다.

 도마에 더덕을 올려놓고 주방용 밀대로 밀어 얇게 편 뒤 밀대로 질근질근 두들겨 부드럽게 만든다. 더덕을 채반에 깔고 3~4시간 동안 말려 수분을 없앤다.

 준비한 양념으로 조물조물 무친다. 입맛에 맞게 간을 조절하되 간장, 참기름, 설탕 중 하나를 조금 더 추가하면 된다.

더덕구이

더덕을 두들겨 부드럽게 만든 뒤 찬물에서 쓴 맛을 우려낸 후 참기름을 바르고 양념장을 골고루 발라 석쇠나 프라이팬에 구워내면 맛있는 더덕구이가 된다.

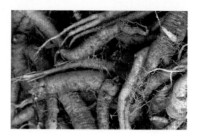

더덕의 특징과 영양 성분 백서

초롱꽃과의 덩굴식물인 더덕은 산지 각처의 음습한 숲에서 흔히 자생한다.

• • •

01. 중국에서의 더덕은 약으로 사용하나 우리나라는 약용과 식용을 하고 더덕의 싹(어린 잎)은 나물로 무쳐먹는 풍습이 있다.

02. 더덕의 섭취는 고추장 장아찌가 일반적이지만 구이, 생채, 소금자반, 적, 설탕정과, 더덕술 등으로 섭취할 수 있다.

03. 더덕의 주요 성분은 인삼이나 도라지처럼 사포닌이다. 기침, 가래, 고혈압, 천식, 부인병, 해열, 혈변, 강장, 항암, 항염, 해독에 효능이 있다.

04. 더덕은 육류와 함께 섭취하면 육류의 산성을 중화시키는 효능이 있다.

05. 특유의 더덕향이 있어 냄새를 잘 맡는 사람은 산 속에서 더덕향을 맡고 귀신같이 자연산 더덕 뿌리를 채취한다.

06. 더덕은 뿌리가 곧고 잔뿌리가 없으며 주름이 얇고 흰색에 가까울수록 좋은 품질이다.

07. 더덕을 오래 보관하려면 젖은 신문지로 싸서 냉장실에 넣는다.

산마늘

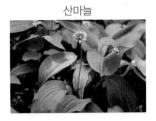

장수 나물로 유명한 산마늘
명이나물 장아찌

명이나물을 섭취하면 한 살 더 장수한다고 하여 매년 명이나물을 꼭 섭취하는 사람들이 많다. 명이나물 장아찌는 삼겹살구이나 장어구이와 잘 어울리기 때문에 최근 많은 인기를 얻고 있다.

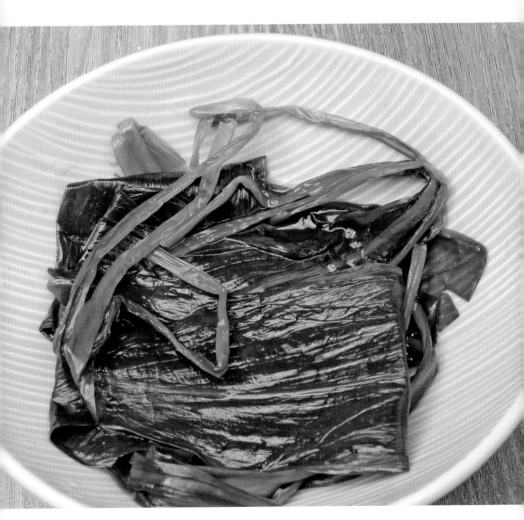

명이나물 장아찌 만들기

명이나물은 두툼하고 쫄깃하기 때문에 조금 짠맛, 조금 신맛의 장아찌도 괜찮지만 최근 추세는 간이 연한 신맛 장아찌가 인기이다. 명이나물은 보통 고기구이와 함께 내온 뒤 쌈으로 먹는다.

재료 : 산마늘 잎 500g
양념 : 간장 1컵 반, 물 2컵, 설탕 1컵, 매실청 1컵, 소주 1/3컵, 식초 1컵

 명이나물의 줄기 끝은 오염되어 있을 수 있으므로 줄기 끝은 잘라서 버린 뒤 명이나물을 흐르는 물에서 깨끗이 세척한다.

 준비한 양념에서 식초와 소주를 제외한 것을 냄비에 담고 팔팔 끓여서 장아찌 장물을 만든다.

 열탕 소독한 용기에 명이나물을 담고 그 위에 뜨거운 장아찌 장물과 식초, 소주를 붓는다. 명이나물이 가라앉도록 무거운 것으로 눌러주고 뚜껑을 닫는다.

 상온에서 하루 동안 숙성한 뒤 장물을 다시 받아서 팔팔 끓인 뒤 붓는다. 장물이 식으면 밀봉한 뒤 냉장실에 저장한다.

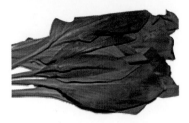

명이나물의 특징과 영양 성분 백서

명이나물의 식물학적 정식 명칭은 '산마늘'이다.

매년 봄에 산마늘을 섭취하면 한 살 더 살 수 있다 하여

'명이 길어진다.'는 의미에서 명이나물이라는 이름이 붙었다.

• • •

01. 명이나물, 즉 산마늘의 주산지는 울릉도이다.

02. 울릉도에서 자생하는 것은 특별히 '울릉산마늘', 강원도 깊은 산에서
    자생하는 것은 '산마늘'이라고 부른다. 나물 요리를 할 때는 둘 다 같
    은 요리로 취급한다.

03. 명이나물 장아찌는 특히 삼겹살구이나 장어구이에 잘 어울린다. 먹
    는 방법은 쌈채처럼 명이나물 장아찌로 삼겹살이나 장어를 싸먹는
    방식이다.

04. 명이나물은 고혈압, 폐결핵, 해독, 이뇨, 변비, 피부미용, 위장에 좋고
    중국에서는 자양강장에 좋다고 널리 알려졌다. 현대의학에서의 연구
    결과 강장에 좋은 유효 성분이 함유되어 있음이 밝혀졌다.

05. 명이나물의 알뿌리는 소주와 함께 술을 담글 수 있다. 뿌리 1 : 소주
    3 비율로 담근 뒤 3~6개월간 숙성시킨다.

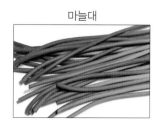
마늘대

혈액순환에 좋은
마늘쫑 장아찌

아삭하게 씹는 맛의 마늘쫑 장아찌는 혈액순환에 좋고 항산화, 항암에 효능이 있다. 어떤 요리에도 잘 어울리는 재료이기 때문에 장아찌 같은 밑반찬으로도 안성맞춤이다.

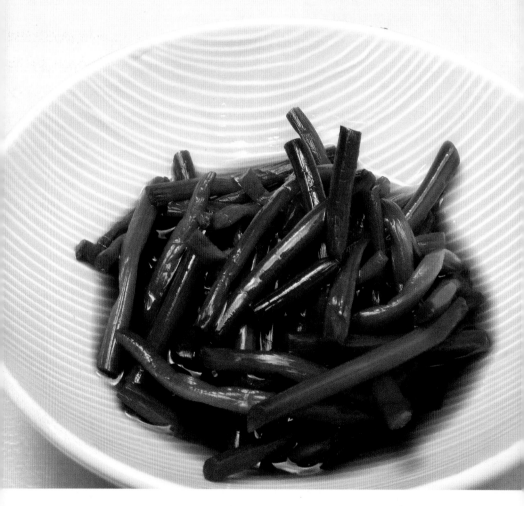

마늘쫑 간장장아찌 레시피

마늘쫑 장아찌는 마늘의 꽃대인 마늘쫑으로 담근다. 간장을 많이 넣으면 마늘쫑의 두께에 비해 너무 짜기 때문에 장아찌 장물을 조금 싱겁게 준비한다.

재료 : 마늘쫑 500g(1단)
양념 : 간장 1컵, 물 1컵 반, 다시마 2조각, 설탕 1컵,
    소주(청주) 1/3컵, 식초 1컵

 마늘쫑 양쪽 끝의 오염된 부분과 필요없는 부분은 잘라서 버린 뒤 깨끗이 세척하고 먹기 좋게 5cm 길이로 자른다.

 식초, 소주를 제외한 준비한 양념을 전부 냄비에 담고 팔팔 끓여서 장아찌 장물을 만든다.

 열탕 소독한 용기에 마늘쫑을 켜켜이 담고 그 위에 팔팔 끓인 장아찌 장물과 준비한 식초와 소주를 붓는다. 다시마는 버린다. 마늘쫑이 가라앉도록 무거운 것으로 눌러주고 뚜껑을 밀봉한다.

 이틀 동안 상온에서 숙성시킨 뒤 장물만 다시 끓인 후 식혀서 붓는다. 그 후 밀봉한 뒤 일주일 동안 상온에서 숙성시킨다. 이후에는 냉장실에 저장한다.

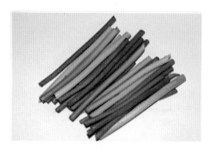

마늘쫑의 특징과 영양 성분 백서

마늘쫑은 마늘의 꽃자루(꽃대)를 말한다.

• • •

01. 마늘쫑의 부드러운 것은 잘게 썰어서 볶음밥에 넣어 먹으면 맛있다. 믹서로 갈아서 수프를 만들어 먹기도 한다.

02. 마늘쫑 장아찌는 간장, 고추장, 된장 장아찌로 담글 수 있다.

03. 마늘쫑 간장 장아찌는 본문과 같은 방식으로 담근다. 된장 장아찌는 물엿과 버무린 된장에 식초를 희석한 물에 세척한 마늘쫑을 박아두 면 된다.

04. 마늘쫑에는 양파의 주성분인 유화아릴과 마늘의 주성분인 알리신, 비타민 B, 비타민 C가 함유되어 항산화, 혈액순환, 동맥경화, 항암 예 방에 효능이 있다.

05. 마늘쫑을 장기 보관하려면 세척한 뒤 물기를 빼고 냉동고에 넣어두 고, 단기 보관은 신문지에 감싼 뒤 지퍼팩에 넣어 냉장실에 넣어둔다.

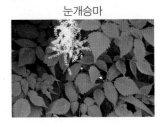
눈개승마

근골통, 몸보신에 좋은 나물
눈개승마(삼나물) 장아찌

어린 싹이 육류처럼 쫄깃하기 때문에 육류 대용으로 섭취하는 나물이다. 보통은 묵나물로 섭취하지만 장아찌로도 손색이 없고 맛있는 나물이다.

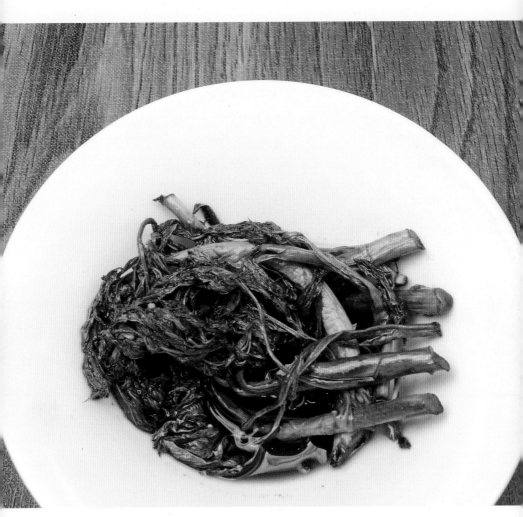

눈개승마 간장장아찌 레시피

눈개승마는 묵나물로 만든 뒤 밥을 지을 때 물에 풀어서 쌀과 함께 안치지만 장아찌로도 안성맞춤이다. 맛은 쫄깃하고 뒷맛은 약간 고소하다. 다소 질긴 맛이지만 참취나물에 준해 조리해도 상당히 맛나게 섭취할 수 있는 나물이다.

재료 : 눈개승마 순 300g
양념 : 간장 1컵, 물 1컵, 설탕 1컵, 식초 2/3컵

 눈개승마 나물은 줄기가 쫄깃하고 맛이 좋으므로 줄기까지 장아찌로 담근다. 줄기 끝의 오염된 부분은 잘라서 버린다.

 눈개승마 나물을 흐르는 물에서 깨끗이 세척한다. 준비한 양념에서 식초를 제외한 것을 전부 냄비에 담고 팔팔 끓여서 장아찌 육수를 만든다.

 열탕 소독한 용기에 눈개승마를 켜켜이 담고 그 위에 팔팔 끓인 장아찌 장물과 식초를 붓는다. 눈개승마가 가라앉도록 무거운 것으로 눌러주고 뚜껑을 닫는다.

 하루 동안 상온에서 숙성한 뒤 냉장고에 저장한다. 기호에 따라 고추를 함께 넣어서 장아찌를 담글 수도 있다.

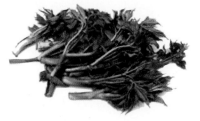

눈개승마의 특징과 영양 성분 백서

눈개승마는 전국의 표고 500m 이상에서부터
고산지대의 반그늘에서 자생하는 장미과 식물이다.

• • •

01. 눈개승마는 봄에 올라오는 싹을 식용한다. 고기와 비슷한 쫄깃한 식
감 때문에 육류가 귀한 산골에서 육류 대용으로 먹었다.

02. 눈개승마는 어린 싹을 식용하며 조금 더 자라면 식용에 적합하지 않
다. 보통 산에서 채취할 때는 지면에서 높이 10cm 아래로 자란 어린
싹을 채취한다.

03. 나물로 섭취할 경우 소금물에 데친 후 양념을 조물조물 무쳐서 섭취
하고, 데친 것을 말리면 묵나물이 된다. 묵나물을 물에 풀어서 밥을
지을 때 쌀과 함께 넣으면 눈개승마밥이 된다.

04. 민간에서는 눈개승마의 지상부와 뿌리를 보신, 수렴, 해열, 근골통
에 약용한다.

05. 눈개승마는 상온에서도 며칠 동안 보관해도 쉽게 썩지 않지만 장기간
보관하려면 묵나물로 만들거나 장아찌를 담그는 것이 좋다.

혈액순환, 류머티즘에 좋은
참취나물 장아찌

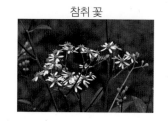
참취 꽃

참취나물은 보름날 먹는 묵나물이자 비빔밥에 넣는 고급 나물이다.
고소하고 쫄깃한 식감은 물론 혈액순환, 류머티즘에 좋은 성분이 있어
약선음식의 대표 나물로 취급받는다.

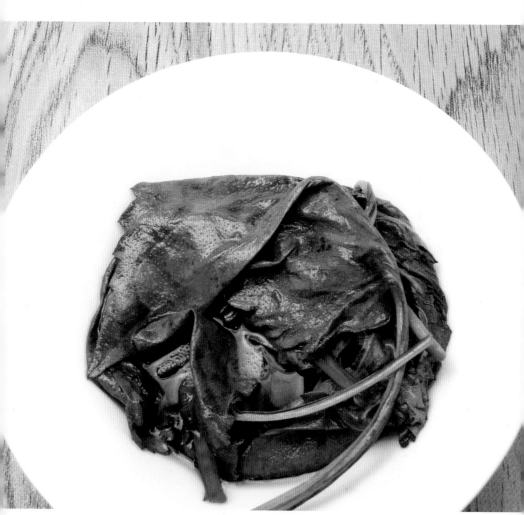

참취 간장장아찌 레시피

참취나물은 보름 나물이나 제삿상, 그리고 비빔밥에 넣는 고급 나물이지만 장아찌로도 안성맞춤이다. 장아찌의 맛은 고급 나물답게 쫄깃하고 뒷맛은 고소하다. 참취나물은 육질이 두툼한 편이므로 조금 짜게 담가도 상관없다.

재료 : 참취나물 300g
양념 : 간장 1 컵, 물 1컵, 설탕 1컵, 식초 2/3컵

 참취나물 또한 잎자루까지 장아찌로 담근다. 잎자루의 끝부분은 오염되어 있을 수 있으므로 잘라 버린 뒤 흐르는 물에서 깨끗이 세척한다.

 준비한 양념에서 식초를 제외한 것을 전부 냄비에 담고 팔팔 끓여 장아찌 육수를 만든다. 열탕 소독한 용기에 참취나물을 켜켜이 담고 그 위에 팔팔 끓인 장아찌 장물과 식초를 붓는다.

 참취나물이 가라앉도록 무거운 것으로 누른 뒤 뚜껑을 닫는다. 하루 동안 상온에서 숙성시킨 뒤 냉장고에 저장한다.

 기호에 따라 고추를 함께 넣어서 장아찌를 담글 수도 있다.

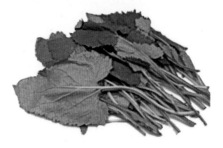

참취의 특징과 영양 성분 백서

예로부터 취나물은 참취나물을 지칭했지만 요즘은
'섬쑥부쟁이(부지깽이나물)'도 취나물로 판매하기 때문에
시장에서 '참취나물'이라고 불리는 것을 구입해야 한다.

• • •

01. '제주취나물'은 섬쑥부쟁이를 제주도에서 재배한 것을 말한다.

02. 취나물의 어원은 줄기에 향이 있다 하여 붙었다. 따라서 곰취, 서덜
취 등의 취나물 역시 대부분 특유의 나물 향이 있고 가식 부위는 어
린 잎이다.

03. 산에서 취나물류를 채취할 때는 꽃이 피기 전의 어린 잎을 채취해
야 한다.

04. 참취나물을 장기간 보관하려면 데쳐서 묵나물로 만든다. 묵나물은 물
에 우려서 나물무침을 만들거나 장아찌로 담글 수 있다. 섬쑥부쟁이
등은 묵나물을 만들지 않고 바로 소비한다.

05. 참취의 뿌리는 혈액순환, 지통, 복통, 근골통, 류머티즘 증세에 약용
한다.

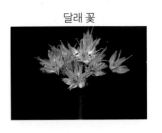
달래 꽃

식욕부진에 좋은
달래 장아찌

가정에서 흔히 먹는 달래는 식물학적으로 볼 때 산에서
나는 '산달래'를 재배한 것이다. 장아찌를 담글 때는 장물
을 끓이지 않고 담근다.

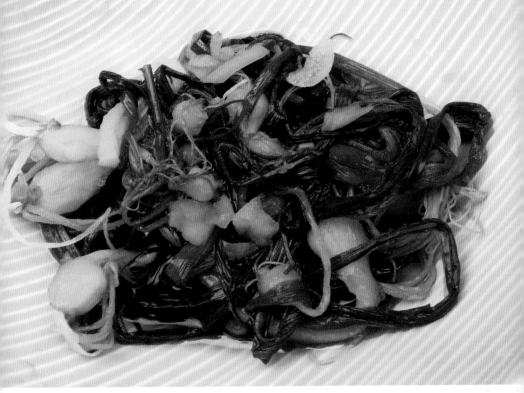

달래 간장장아찌 레시피

　달래는 생것으로도 섭취할 수 있을 뿐만 아니라 잎이 얇은 채소이므로 장아찌 장물을 끓이지 않고 담그는 것이 좋다.

재료 : 달래 2단
양념 : 간장 1 컵, 물 2컵, 설탕 1/2컵, 식초 2/3컵

 　달래를 깨끗이 세척하면서 뿌리 부분의 오염된 껍질들을 제거한다. 흐르는 물에서 뿌리의 흙 따위를 완전히 세척한다.

 뿌리 부분을 섭취하기 싫다면 둥근 부분은 그대로 두고 뿌리 부분만 잘라서 버린다. 준비한 양념을 모두 혼합해서 장아찌 장물을 만들되 따로 끓이지 않는다. 입맛에 맞게 설탕이나 식초를 가감할 수 있고 달래를 적당한 길이로 자를 수도 있다.

 열탕 소독한 용기에 달래를 켜켜이 담은 후 장아찌 장물을 붓고 뚜껑을 닫고 밀봉한다.

 　하루 정도 숙성시킨 뒤 냉장고에 저장한다.

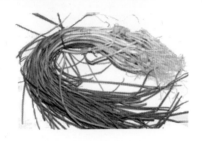

달래의 특징과 영양 성분 백서

시장에서 판매하는 달래는 사실 산에서 나는 '산달래'를 재배한
것이고 오리지널 '달래'와는 잎의 개수와 꽃의 모양이 다르다. 즉,
가정에서 흔히 된장국으로 먹는 달래는 식물학적 정명은 산달래이다.

• • •

01. 달래의 잎은 1~2개이므로 재배해도 농작물로서 가치가 없는 반면,
산달래의 잎은 2~9개이므로 가식 부위도 많고 이 때문에 농작물로
재배되어 시장에 달래라는 이름으로 출하된다.

02. 달래는 물에 끓이면 질겨지므로 장아찌를 담글 때는 장물을 끓이지
않고 차가운 상태로 담근다. 장물을 끓일 경우에는 식혀서 붓는다.

03. 달래의 주효능은 불면증, 장염, 위염, 춘곤증, 식욕부진에 좋고 잎은
벌레 물린 상처에 바른다.

04. 봄철에 입맛이 없을 때는 달래된장국이나 달래무침이 잃어버린 식욕
을 되살아나게 한다.

05. 산에서 나는 야생 산달래로 장아찌를 담그려면 꽃이 피기 전인 4월
경에 채취한다.

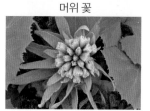
머위 꽃

몸을 해독하고 염증에 좋은
머위 장아찌

머위 장아찌는 특유의 향미와 쌉싸름한 맛이 육류 요리와 어울린다. 데치지 않고 담그면 조금 쓴 맛이 나지만 설탕을 추가하면 쓰고 달아서 먹을 만하다. 보통은 쓴맛을 제거하기 위해 데친 후 장아찌로 담근다.

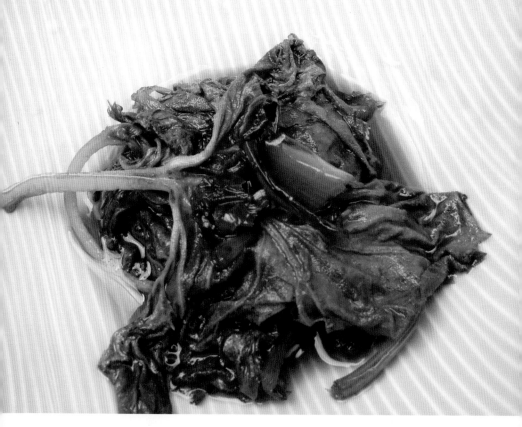

머위 간장 장아찌 레시피

　머위의 잎으로 담근 장아찌는 쌉싸름한 맛으로 섭취한다. 육류 요리와 곁들이면 쌈채 비슷하게 육류를 싸먹을 수 있다.

재료 : 머위 300g(소량)

양념 1 : 10~15% 소금물

양념 2 : 간장 1 컵, 물 1컵 반, 설탕 1컵, 식초 2/3컵, 소주 1/4컵, 마늘 2개,
　　　　양파 반쪽, 청양고추 1개, 다시마 2장

 머위 잎을 깨끗이 세척한 뒤 잎자루 끝의 오염된 부분은 칼로 잘라서 버린다.

 소량(300g)은 소금물에 잠깐 데친 후 꺼낸 뒤 찬물에 담가 물기를 짜낸다. 대량일 경우 양념1을 팔팔 끓인 뒤 머위 잎을 켜켜이 넣은 열탕 소독한 용기에 붓는다. 3~4일 뒤 물 색깔이 짙어지면 머위 잎을 꺼내 헹군 뒤 물기를 짜내고 소금물은 버린다.

 소량은 준비한 양념 2를 모두 섞어서 장아찌 장물을 끓인다. 열탕 소독한 용기에 머위 잎을 켜켜이 놓고 건더기는 버리고 장아찌 장물을 붓는다. 밀봉한 뒤 하루 동안 숙성한 뒤 섭취한다.

 대량은 장아찌 장물을 끓여서 붓고 며칠 간격으로 총 2회 더 기존 장물을 다시 끓여서 붓는다. 이때 입맛에 맞게 물, 간장, 식초를 추가해 짠맛의 농도를 조절한다.

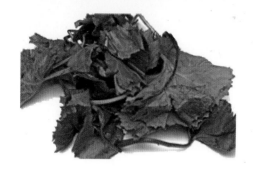

머위의 특징과 영양 성분 백서

국화과의 머위는 이른봄 꽃이 핀 후에 잎이 올라오는
산채 나물이다. 시장에서는 흔히 머우, 머구라고 부른다.

• • •

01. 머위의 잎자루는 한창때는 60cm 길이로 자라기 때문에 머웃대라고
부른다.

02. 머웃대는 껍질을 벗긴 후 데쳐서 나물로 무쳐먹고 머위 잎은 싱싱한
상태에서 장아찌로 담근다.

03. 머웃대 역시 장아찌로 담글 수 있는데 머위 잎 장아찌와 같은 방법
으로 담그면 된다.

04. 머위의 약용 부위는 뿌리, 꽃봉오리 등으로 해독, 종기에 특히 좋은
데 편도선염, 기관지염에 약용한다. 잎과 잎자루는 식이 섬유가 풍부
해 변비에 효능이 있다.

05. 머위 잎을 장기간 보관하려면 신문지에 싸서 냉장실에 보관한다. 머웃
대는 삶아서 지퍼백에 물과 함께 넣은 뒤 냉동실에 저장하거나 살짝
데쳐서 젓가락처럼 건조시킨 후 필요할 때마다 물에 불려서 사용한다.

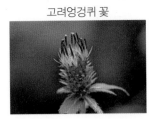
고려엉겅퀴 꽃

간염, 혈액순환에 좋은
곤드레나물 장아찌

곤드레나물은 강원도 깊은 산에서 자생하는 고려엉겅퀴의 싱싱한 어린 잎을 장아찌로 담근다. 밥 반찬이 없을 때 맛깔나게 먹을 수 있는 장아찌라고 할 수 있다.

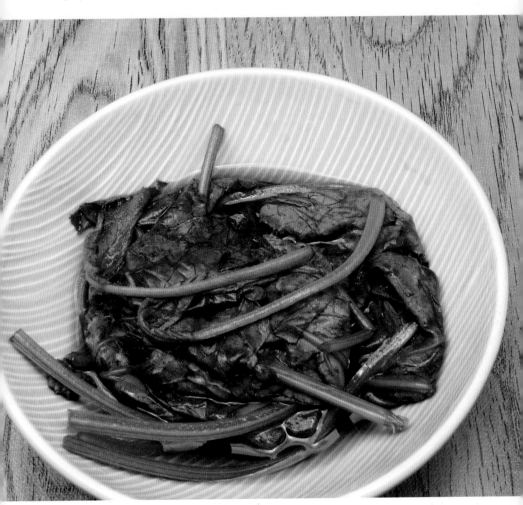

곤드레나물 간장 장아찌 레시피

　곤드레나물 장아찌는 미세하게 쌉쌀하고 잎의 육질이 두툼해서 맛깔스러운 맛을 제공한다. 줄기 또한 섬유질이 느껴지지 않을 정도로 연하여 아삭하게 씹는 맛이 좋다. 고기쌈과 함께 내오면 맛있게 섭취할 수 있다.

재료 : 곤드레나물 500g
양념 : 간장 1컵 반, 멸치 액젓 25%를 탄 물 1컵, 설탕 1컵, 매실청 1컵, 소주(청주) 1/3컵, 식초 1컵

곤드레나물을 깨끗이 세척하면서 줄기 끝은 잘라낸다. 세척한 곤드레나물을 소금물에 데친 뒤 찬물에 1시간 동안 담갔다가 물기를 빼주되 완전히 말리지 않는다.

식초와 소주를 제외한 양념을 냄비에 한꺼번에 담고 장아찌 장물로 끓인다. 열탕 소독한 용기에 곤드레나물을 켜켜이 담고 그 위에 식힌 장아찌 장물과 식초, 소주를 붓는다.

곤드레나물이 가라앉도록 무거운 것으로 눌러주고 뚜껑을 닫는다.

하루 정도 익히면 아삭하며 두툼하고 부드럽게 씹히는 곤드레나물 장아찌가 된다.

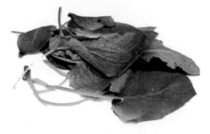

곤드레나물의 특징과 영양 성분 백서

곤드레나물의 식물학적 정식 명칭은
'고려엉겅퀴'이며 강원도 정선 지방에서 흔히 자란다.

• • •

01. 깊은 산에서 자생하는 고려엉겅퀴는 강원도 정선에서 곤드레나물이
라고 부르는데, 묵나물로 만든 것을 밥을 지을 때 넣어 먹으면서 전
국적으로 알려졌다.

02. 고려엉겅퀴의 가식 부위는 꽃이 피기 전 어린 잎이다. 지금은 강원도
고랭지에서 비가림 시설이나 하우스에서 재배하여 출하한다.

03. 고려엉겅퀴는 다른 엉겅퀴류와 마찬가지로 실리마린 등 여러 가지 성
분이 함유되어 항산화, 혈액순환, 간염, 지혈, 해독에 좋다.

04. 곤드레나물 묵나물은 물에 불린 후 쌀과 함께 밥을 지은 뒤 간장을
넣어 비벼먹는다. 싱싱한 잎을 데친 뒤 간장무침이나 고추장무침으
로 먹어도 참 맛있다.

05. 고려엉겅퀴의 어린 잎은 상온에서 쉽게 변질된다. 따라서 장기간 보
관하려면 소금물에 데친 뒤 햇볕에 말려 묵나물로 만드는 것이 좋은
데 이 묵나물을 곤드레나물이라고 부른다.

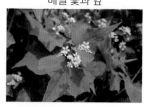
메밀 꽃과 잎

중풍을 예방하는
메밀 잎 장아찌

　메밀의 가식 부위는 어린 잎과 잎자루, 씨앗이다. 각종 영양 성분은 메밀 씨앗에 비해 메밀 잎에 더 많이 함유되어 있다. 영양가나 맛에서도 메밀보다는 메밀 잎이 더 좋다.

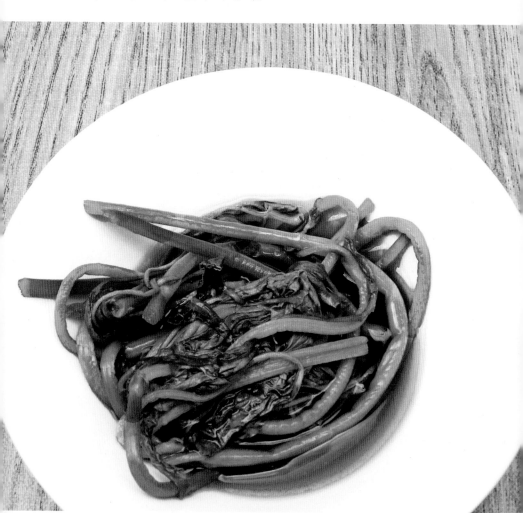

메밀 잎 간장장아찌 레시피

메밀 잎은 담백한 맛이기 때문에 조금 짠맛, 조금 신맛의 장아찌도 괜찮다. 메밀 잎 장아찌는 줄기의 육즙이 콩나물처럼 아삭하기 때문에 줄기까지 함께 장아찌로 담가야 한다.

재료 : 메밀 잎 500g
양념 : 간장 1컵, 물 2컵, 설탕 1컵, 매실청 1/2컵, 소주 1/3컵, 식초 1컵

 메밀 잎의 줄기 끝은 오염되어 있을 수 있으므로 줄기 끝은 잘라서 버린다. 메밀 잎을 흐르는 물에서 깨끗이 세척한다.

 준비한 양념에서 식초와 소주를 제외한 것을 전부 냄비에 담고 팔팔 끓여서 장아찌 장물을 만든다.

 열탕 소독한 용기에 메밀 잎을 켜켜이 담고 그 위에 식힌 장아찌 장물과 식초, 소주를 붓는다. 메밀 잎이 가라앉도록 무거운 것으로 눌러주고 뚜껑을 닫는다.

 하루 정도 숙성하면 담백하고 아삭한 메밀 잎 장아찌가 된다. 기호에 따라 고추, 당근을 같이 넣을 수 있다.

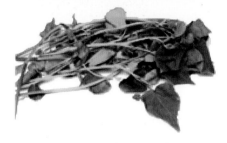

메밀 잎의 특징과 영양 성분 백서

모밀은 메밀을 말하며 일본에서 전래된 단어이다.

. . .

01. 메밀잎나물은 '메밀순나물' 또는 '메밀싹나물'이라고도 한다. 메밀의 꽃이 피기 전 어린 잎을 수확해 식용한다.

02. 메밀 잎을 나물로 무칠 때는 잎자루를 버리지 않고 같이 무쳐야 한다. 메밀 잎은 사실 잎자루가 더 맛있기 때문이다.

03. 메밀잎나물은 담백하고 아삭한 맛을 제공한다. 데친 뒤 무쳐먹기도 하지만 부드러운 어린 싹은 겉절이 같은 생채로 섭취할 수 있다.

04. 메밀의 씨앗을 메밀이라고 부른다. 메밀 분말은 메밀국수, 메밀묵의 주요 재료이다.

05. 메밀은 고혈압, 당뇨, 중풍 예방, 비만 예방, 변비, 항암, 항산화에 효능이 있는데 영양 성분은 메밀보다 메밀 싹에 더 많이 들어 있다.

06. 메밀 잎은 연약하기 때문에 상온에서 빨리 변질된다. 장기간 보관하려면 장아찌로 담그는 것이 좋다.

곰취
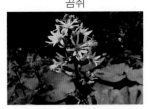

혈액순환, 기관지 질환에 좋은
곰취 장아찌

쌈채로 유명한 곰취는 맛있는 향미가 나는 향미 채소이자 약
초 음식이다. 곰취장아찌는 짜지 않게 담그면 약선 음식이 되며
각종 육류 요리와 잘 어울린다.

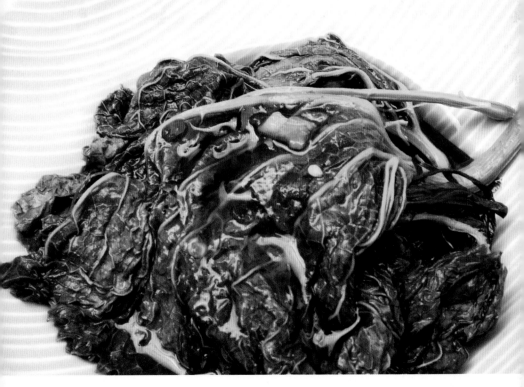

곰취 간장장아찌 레시피

　곰취 잎은 특유의 향미가 나는 향미 채소이다. 보통은 싱싱한 잎을 쌈채로 섭취하지만 장아찌로도 손색이 없는 나물이다. 육질이 두툼한 편에 해당하기 때문에 신맛은 물론 조금 짠맛도 괜찮다.

재료 : 곰취 잎 500g
양념 : 간장 1컵 반, 물 1컵 반, 설탕 1컵 반, 식초 1컵

 곰취 잎을 흐르는 물에서 깨끗이 세척한다. 준비한 양념에서 식초를 제외한 것을 전부 냄비에 담고 팔팔 끓여서 장아찌 장물을 만든다.

 열탕 소독한 용기에 곰취 잎을 담고 그 위에 따뜻한 장아찌 장물과 식초를 붓는다. 곰취 잎이 가라앉도록 무거운 것으로 눌러주고 뚜껑을 닫는다.

 하루 정도 숙성하면 담백하고 아삭한 곰취 장아찌가 된다.

 식탁에 내올 때는 기호에 따라 고춧가루와 마늘 양념을 연하게 해서 깻잎 반찬처럼 내올 수 있다.

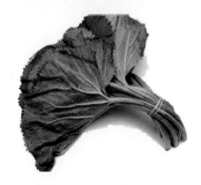

곰취의 특징과 영양 성분 백서

국화과의 곰취는 전국의 습한 산지에서 흔히 자라고
가정에서 섭취하는 것은 대부분 재배종 곰취이다.

* * *

01. 곰취는 자연산 곰취, 한대리곰취, 곤달비가 있다. 모두 생것을 쌈으로 먹을 수 있고 특유의 향미가 있고 맛도 뛰어나다.

02. 산에서 자연산 곰취를 채취할 때는 꽃이 피기 전의 어린 잎을 채취한다.

03. 한방에서는 곰취의 뿌리를 호로칠(胡蘆七)이라 하며 약용하는데 혈액 순환, 가래, 기관지염, 해수, 백일해, 노화예방, 항암, 변비, 요통에 좋다.

04. 곰취를 장기간 보관하는 방법은 여러 가지가 있다. 소금물에 데친 곰취를 묵나물로 말리거나 데친 것을 주먹만하게 만든 뒤 수분이 있는 상태에서 지퍼백에 담고 납작하게 만든 뒤 냉동저장하는 것도 좋은 방법이다.

05. 곰취를 냉동저장할 때 수분을 제거하면 나중에 질겨서 먹기 어렵다.

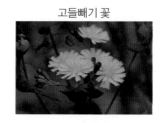
고들빼기 꽃

두통, 치통에 좋은
고들빼기 장아찌

고들빼기김치로 유명한 고들빼기는 장아찌로도 손색이 없는 나물이다. 장아찌를 담그는 방법은 고들빼기김치와 거의 비슷하지만 양념을 적게 준비하고 품을 덜 들인다.

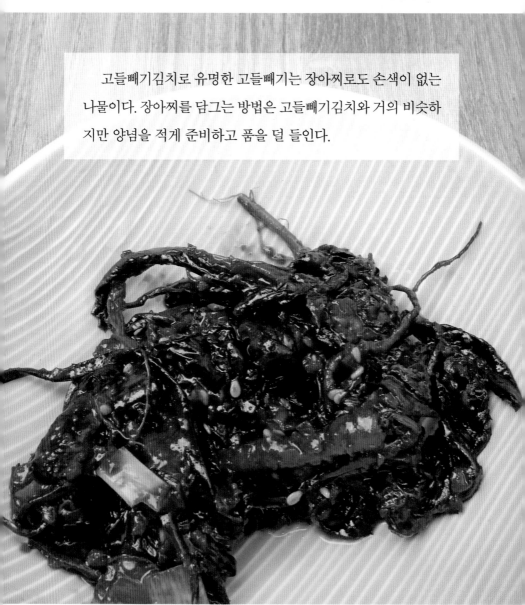

고들빼기 멸치액젓 장아찌 레시피

고들빼기는 매우 쓴 맛이 나는 나물이다. 쓴 맛을 제거하려면 며칠 동안 물에 우려내야 한다. 고들빼기 2단은 소금물에서 3일간, 고들빼기 10단은 5~7일 정도 쓴맛을 우려내는 것이 좋다.

재료 : 고들빼기 2단 (700g)

양념 1 : 소금 1컵, 물 적량

양념 2 : 물 1컵, 찹쌀가루 2큰스푼

양념 3 : 고춧가루 200g, 설탕(또는 물엿) 1컵, 멸치액젓 2/3컵, 다진 마늘 50g, 쪽파 적량

 고들빼기를 흐르는 물에서 깨끗이 세척한다. 냄비에 고들빼기를 담고 잠길 정도로 물을 넣은 뒤 소금 1컵을 넣고 3일 동안 절여서 쓴맛을 제거하되 중간에 물을 한번 갈아준다.

 3일 뒤 깨끗한 물에 고들빼기를 담가 놓았다가 물을 5~10차려 갈아주면서 짠맛을 제거하되 완전히 꾹 짜지 않고 물기를 조금 남긴다.

 양념 2를 냄비에 담고 찹쌀죽을 끓인다. 찹쌀죽에 양념 3을 버무리되 설탕, 멸치액젓, 고춧가루를 다 사용하지 않고 간을 보면서 사용량을 조절한다.

 만든 양념으로 고들빼기를 무친 뒤 식탁에 내올 때는 깨를 뿌려 내온다.

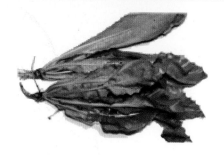

고들빼기 특징과 영양 성분 백서

국화과의 고들빼기는 전국의 산과 들판에서 흔히 자라며
이른봄에는 자연산 고들빼기를 채취하는 사람이 많다.

· · ·

01. 고들빼기는 맛이 쓰다고 하여 황화채(黃花菜)라고도 한다.

02. 봄의 어린싹을 채취해 살짝 데친 뒤 쓴 맛을 물에 우려낸 뒤 초무침
으로 섭취하거나 고들빼기 장아찌, 고들빼기 김치를 담가먹되, 고들
빼기 장아찌와 고들빼기 김치는 물에 데치지 않고 소금물로 쓴맛을
제거하는 것이 포인트이다.

03. 고들빼기는 씀바귀와 마찬가지로 잎을 자르면 흰 유즙이 나오는데 이
흰 유즙에는 사포닌 성분이 함유되어 쓴맛을 낸다.

04. 뿌리를 포함한 어린 잎은 해열, 해독, 통증을 멈추게 하고 장염, 두통,
치통, 복통, 항암에 효능이 있다.

05. 고들빼기와 비슷한 왕고들빼기도 장아찌로 담글 수 있다.

06. 고들빼기를 보관하려면 신문지나 키친타월로 감싼 뒤 지퍼백에 담
아 냉장실에 보관한다.

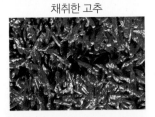
채취한 고추

여러 가지 장아찌를 담글 수 있는
고추 장아찌

고추 장아찌는 고추장에 박아둔 고추가 어느 정도 삭혀지면 양
념해서 먹는 장아찌이다. 요즘은 소금물이나 간장물로 절인 후 나
중에 고추장으로 버무린 뒤 섭취한다.

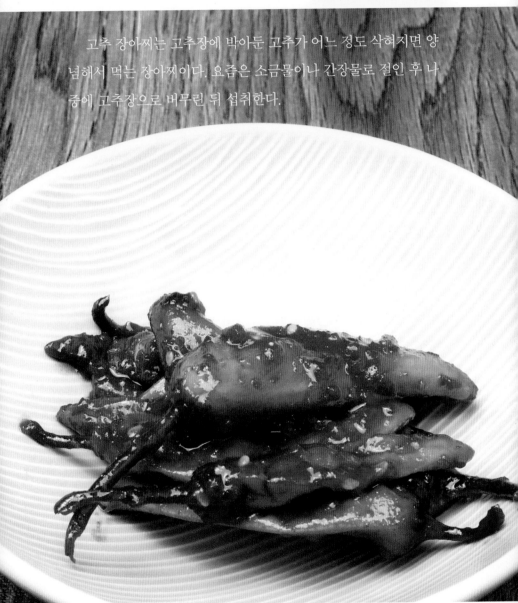

고추 장아찌 레시피

소금, 간장, 고추장 등으로 장아찌를 담글 수 있다. 먼저 간장장아찌나 소금장아찌를 담근 뒤 고추장으로 버무리면 고추장 장아찌가 된다.

재료 : 청양고추(청고추) 500g
양념 1 : 소금 1/2컵, 물 3컵
양념 2 : 간장 1컵, 물 2컵, 설탕 1컵, 식초 1컵
양념 3 : 고춧가루, 고추장, 설탕(물엿), 참기름, 참깨 적량

 고추는 꼭지를 떼지 않고 깨끗이 세척한 뒤 물기를 말린 후 꼭지의 오염된 부분만 잘라낸다. 고추의 중간 부분에 이쑤시개로 2~3개의 구멍을 낸다.

 양념 1을 혼합해 끓인 소금물을 만들면 소금장아찌, 양념 2를 끓인 뒤 간장물을 만들면 간장장아찌가 된다. 선호하는 장물을 끓여서 준비한다.

 소독 용기에 고추를 담고 뜨거운 장물을 붓는다. 이틀 동안 상온에서 숙성시킨 후 장물만 받아서 다시 끓인 후 붓는다. 식힌 뒤 냉장고에서 분량에 따라 2~10일 절이면 연노란색이 된다.

 식탁에 내올 때 소금장아찌는 원하는 분량을 물에 우려서 짠맛을 제거한 뒤 양념 3으로 버무려서 내온다. 간장장아찌는 그냥 섭취하거나 물에 우린 뒤 양념 3을 가미해 섭취한다.

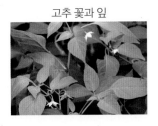

몸이 차갑고 쑤신 냉증에 좋은
고춧잎 장아찌

고춧잎은 간장무침, 고추장무침으로 먹을 수 있고 묵나물로도 섭취할 수 있다. 냉통 등에 효능이 있으므로 부모님의 밥상에 올리면 아주 좋다.

고춧잎 간장장아찌 레시피

봄~여름에 고추의 야들야들한 어린 잎을 수확해서 준비한다. 약간 쫄깃한 맛의 장아찌이다. 육류 요리에 곁들여 내오거나 비빔밥 나물로 섭취한다. 여기서는 저염식 장아찌로 준비하였다.

재료 : 고춧잎 500g
양념 : 간장 1컵, 물 2컵 반, 설탕 1컵, 소주(청주) 1/2컵, 식초 1컵

 고춧잎의 잎자루는 나중에 질기기 때문에 두터운 잎자루는 손질하여 제거한다. 손질한 고춧잎을 깨끗이 세척한 뒤 물기를 말린다.

 식초와 소주를 제외한 준비한 양념을 모두 냄비에 담고 팔팔 끓인 후 식힌다. 소독한 용기에 고춧잎을 켜켜이 담고 장아찌 장물과 식초와 소주를 붓는다. 이때 식초 1/2~1컵을 추가하면 시큼한 장아찌가 된다.

 고춧잎이 가라앉도록 무거운 것으로 눌러주고 뚜껑을 닫는다.

 냉장고에서 며칠 동안 숙성시키면 고춧잎 장아찌가 된다. 기호에 따라 장아찌를 담글 때 건고추를 추가해도 좋다.

고추의 특징과 영양 성분 백서

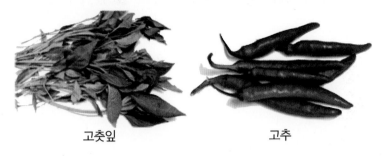

고춧잎   고추

. . .

01. 고추의 원산지는 중앙아메리카와 멕시코 일대이다.

02. 중앙아메리카 일대의 고추는 포르투갈로 전래된 후 포르투갈의 대항
    해 시대 때 동남아시아와 일본에 전래되었다.

03. 고추가 전래된 것은 임진왜란 전후 일본에 의해 전래되었다는 설과
    고추의 옛이름이 남만초(南蠻椒)인 것으로 보아 남만(동남아시아)에
    서 전래되었다는 설이 있다. 후자의 설을 따르는 사람은 중앙아메리
    카의 고추가 포르투갈에 전래된 후 이것이 남만으로 전해진 뒤, 중국
    을 경유해 우리나라와 일본에 전래되었다고 한다.

04. 김치에 고춧가루를 사용한 것은 임진왜란 이후이다. 그 이전의 우리
    나라 김치는 백김치류였고 소금에 절인 짠지와 비슷했다.

05. 고추의 뿌리, 열매, 줄기를 약용한다. 줄기는 류머티즘, 동창, 어혈, 혈
    액순환에 좋은데 주로 허리 아래가 차가운 증세인 냉통에 효능이 있다.

06. 고춧잎을 장기간 보관하려면 소금물에 1분간 데친 후 묵나물로 만들
    거나 물기가 있는 상태에서 지퍼백에 담고 냉동실에 보관한다.

시금치

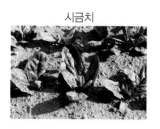

당뇨, 허약한 근육에 좋은
시금치 장아찌

된장국으로 흔히 먹는 시금치는 무침 요리뿐만 아니라 볶음요리로도 안성맞춤. 시금치 1~2단을 장아찌로 담그면 매번 시금치 반찬을 만들 필요 없이 간장무침 비슷하게 섭취할 수 있으므로 주방의 요리 시간을 줄일 수 있다.

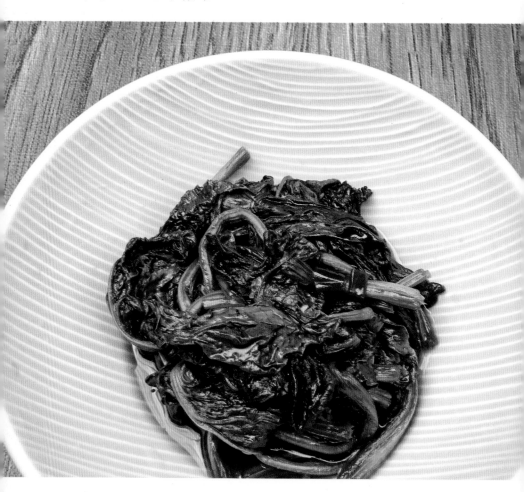

시금치 간장 장아찌 레시피

시금치는 간장무침으로 무칠 때 흔히들 데쳐서 담근다. 장아찌로 담글 때는 데치지 않고 담근다.

재료 : 시금치 1단
양념 : 간장 1컵 반, 물 1컵 반, 설탕 1컵 반, 식초 1컵

 시금치의 뿌리는 손질하여 제거한다. 손질한 시금치를 깨끗이 세척한 뒤 물기를 잘 말린다.

 식초를 제외한 준비한 양념을 모두 냄비에 담고 팔팔 끓인다.

 열탕 소독한 용기에 시금치 잎을 켜켜이 담고 뜨거운 장아찌 장물과 식초를 붓는다. 시금치 잎이 가라앉도록 무거운 것으로 누른 뒤 뚜껑을 닫는다.

 냉장고에서 하루 동안 숙성시키면 시금치 장아찌가 된다. 시금치 장아찌는 기호에 따라 양파, 마늘, 청양고추를 추가해도 무방하다.

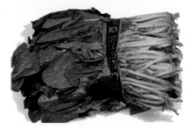

시금치의 특징과 영양 성분 백서

페르시아 일대 원산의 시금치는 네팔을 경유해 중국에 전해진 뒤
우리나라에는 조선초에 전래된 가지과 식물이며 한해살이풀이다.

• • •

01. 시금치는 철분 함량이 높다고 알려져 있지만 사실은 보통의 채소와
비슷한 함량의 철분을 함유하고 있다.

02. 우리나라는 된장국, 간장무침으로 섭취하지만 중국에서는 전분과 간
장을 넣고 기름에 볶아 먹는 경우가 많다.

03. 시금치의 열매는 약간 매운 맛이 나므로 분말로 만든 뒤 매운 맛 양
념으로 사용할 수 있지만 아주 매운 맛은 아니다.

04. 한방에서는 시금치를 피를 보하고(양혈), 비출혈이나 혈변 같은 피
가 흐르는 증세에 사용한다. 또한 괴혈병, 당뇨, 변비, 허약한 근육에
효능이 있다.

05. 시금치를 장기간 보관하려면 10초 정도 데친 후 물기가 있는 상태에
서 주먹밥 크기로 만든 뒤 지퍼백에 담고 냉동실에 저장한다. 모든
나물은 이와 같은 방식으로 냉동실에서 저장할 수 있는데 나중에 녹
이기 쉽도록 납작하게 만드는 것이 좋다.

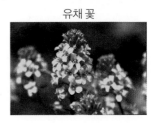
유채 꽃

어혈, 혈액순환에 좋은
유채 장아찌

봄나물로 유명한 유채는 식용용 유채의 어린 잎과 줄기이다. 유채로 만든 장아찌는 두툼하고 아삭한 육질이 맛나므로 한꺼번에 많이 담가서 밑반찬으로 먹을 수 있다.

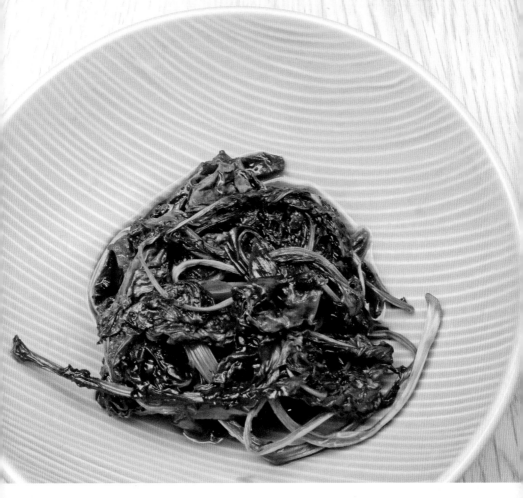

유채 간장 장아찌 레시피

유채장아찌는 유채를 간장무침으로 섭취하는 것과 비슷한 맛이다. 시금치장아찌처럼 장아찌로 담글 때는 데치지 않고 담그는데 장물을 끓이지 않고 담근다.

재료 : 유채 500g
양념 : 간장 2컵, 물 1컵, 다시물 1컵, 설탕 1컵 반, 포도주스 1컵, 식초 1컵

 유채의 굵은 줄기는 제거하는 방식으로 손질한다. 손질한 유채를 깨끗이 세척한 뒤 수분을 털어서 말린다.

 준비한 양념을 모두 냄비에 담고 혼합한다. 열탕 소독한 용기에 물기가 없는 유채를 켜켜이 담고 장아찌 장물을 붓는다.

 유채잎이 가라앉도록 무거운 것으로 누른 뒤 뚜껑을 닫는다. 냉장고에서 하루 동안 숙성시키면 달콤새콤한 유채장아찌가 된다.

 유채장아찌는 다른 재료와도 잘 어울리므로 장아찌를 담글 때 청양고추, 홍고추, 마늘, 양파를 조금 썰어서 추가해도 좋다.

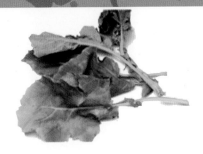

유채의 특징과
영양 성분 백서

명나라 때 우리나라에 전래된 유채는 서양종과 동양종이
있는데 요즘 흔히 보는 품종은 대부분 서양종 품종이다.

• • •

01. 서양에서의 유채는 식용유를 채종하기 위해 재배한다. 유채 씨앗에서
채종하는 식용류는 시중에서 쉽게 접하는 카놀라유를 말한다.

02. 카놀라유는 일반적인 유채 씨앗에서 바로 채종한 뒤 만드는 것이 아
니라 독성 성분이자 심장 질환을 일으키는 에루신산(Erucic acid)을
공업적으로 제거한 식용류이다. 이 점 때문에 유채는 식용 가능한 품
종과 일반 품종으로 나누어져 있다.

03. 유채 농업이 발달한 캐나다는 에루신산이 적은 품종을 개발하여 식
용 목적으로 재배한다.

04. 유채의 꽃 모양과 잎의 모양은 갓과 거의 비슷하다. 유채의 줄기 상단
잎은 잎자루가 줄기를 귀처럼 감싸고, 갓의 상단 잎은 잎자루가 줄기
를 감싸지 않는다. 이 점으로 두 식물을 구별한다.

05. 카놀라유는 모든 식용유 중에서 포화지방의 함량이 가장 적기 때문
에 건강에 유익할 뿐만 아니라 발열점이 높은 장점이 있지만 장기간
가열하는 튀김 음식보다는 짧게 가열하는 음식에 적합하다. 유채 줄
기와 잎은 혈액순환, 종기, 어혈, 담을 없애는 효능이 있다.

마늘 대
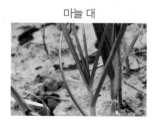

항암, 당뇨에 좋은
풋마늘 장아찌

어린 마늘의 줄기로 담그는 풋마늘 장아찌는 아삭한 식감과 연한 마늘 향미로 즐긴다. 늦봄에 출하되는 풋마늘은 대개 시큼한 풋마늘 김치로 소비되지만 달달한 맛의 장아찌도 생각해 볼 만하다.

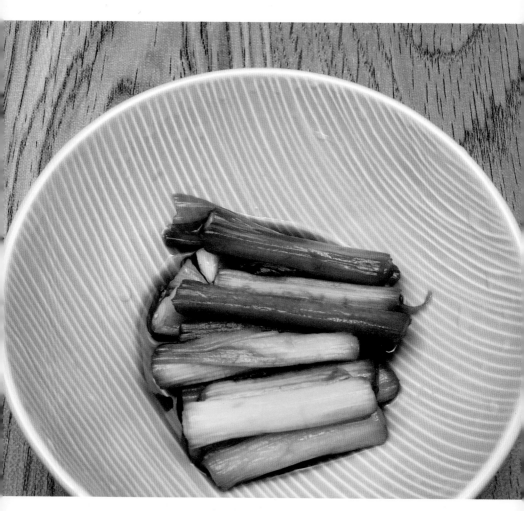

풋마늘 장아찌 레시피

　풋마늘 장아찌는 간간하게 맛이 들지 않으므로 조금 데치는 방식으로 장아찌를 담근다.

재료 : 풋마늘 1단
양념 : 간장 1컵, 물 1컵 반, 다시물(또는 매실청) 1/2컵, 설탕 1/2컵, 식초
　　　1컵 반, 소주(청주) 1/3컵

 풋마늘의 겉껍질과 뿌리, 시든 잎을 제거하고 깨끗이 세척한 뒤 먹기 좋은 크기로 자른다. 식초, 소주를 제외한 준비한 양념을 전부 냄비에 담고 장아찌 장물을 팔팔 끓인다. 끓고 있는 장아찌 장물에 풋마늘을 담고 10초 정도 데친 후 풋마늘을 건져낸 뒤 장물을 다시 팔팔 끓인다.

 열탕 소독한 용기에 풋마늘을 켜켜이 놓고 그 위에 장물을 붓고, 준비한 식초와 소주를 붓는다.

 풋마늘이 가라앉도록 무거운 것으로 눌러준 뒤 뚜껑을 닫는다. 밀봉한 뒤 며칠 동안 숙성시킨 후 냉장 보관한다.

 기호에 따라 청양고추, 피망을 함께 넣어서 장아찌를 담글 수 있다.

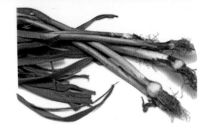

풋마늘의 특징과 영양 성분 백서

풋마늘은 꽃대가 올라오기 전 마늘의 줄기와 잎을 말한다.
마늘의 어린 줄기라는 뜻에서 풋마늘이라는 이름이 붙었다.

* * *

01. 시장에 출하되는 풋마늘은 대부분 하우스에서 재배한 것들이다.

02. 풋마늘을 구입할 때는 줄기가 가느다란 것이 좋으며 굵은 것은 질기기 때문에 섭취에 어려움이 있다.

03. 풋마늘에는 마늘과 마찬가지로 알리신 성분이 함유되어 당뇨, 소화, 동맥경화, 항균에 좋고 설파이드 성분은 항암에 효능이 있다. 풋마늘 초고추장무침은 춘곤증 예방에 좋다.

04. 풋마늘은 상온에서도 오랫동안 보관할 수 있지만 3~4일이 지나면 입이 노란색으로 시들기 때문에 가급적 싱싱한 상태일 때 장아찌로 담근다.

05. 풋마늘을 냉장실이나 냉동실에 장기간 저장하려면 깨끗이 세척하여 길이 방향으로 자른 뒤 대파처럼 잘게 잘라서 소분하여 저장한다. 대파나 쪽파의 대체 양념으로 손색이 없으므로 고기볶음이나 된장국에 넣을 수 있다.

녹내장, 안구 질병에 좋은
냉이 장아찌

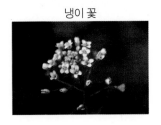
냉이 꽃

봄철에 입맛을 자극하는 냉이는 된장국과 된장무침으로 흔히 섭취하지만 장아찌로도 손색이 없다. 냉이는 자주 섭취하거나 많이 섭취해도 독성이 없다.

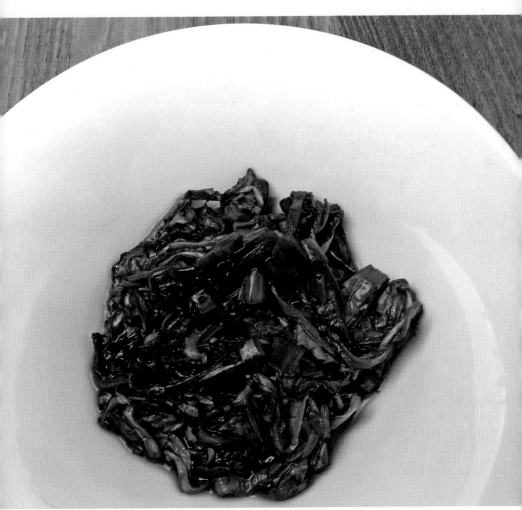

냉이 간장장아찌 레시피

냉이 장아찌는 뿌리를 함께 장아찌로 담근다. 냉이의 뿌리에는 흙 같은 이물질이 많으므로 깨끗이 세척하는 것이 좋다.

재료 : 냉이 400g

양념 : 간장 1컵 반, 물 1컵, 설탕 1컵, 매실청 1/2컵, 소주(청주) 1/2컵, 식초 1컵

냉이에서 이물질을 털어낸 뒤 흐르는 물에 세척하면서 뿌리를 박박 문질러서 흙을 제거하고 시든 잎을 제거한다. 식초, 소주를 제외한 준비한 양념을 냄비에 담고 장아찌 장물을 팔팔 끓인다.

열탕 소독한 용기에 냉이를 켜켜이 놓고 그 위에 장아찌 장물을 붓고, 준비한 식초와 소주를 붓는다.

냉이가 가라앉도록 무거운 것으로 눌러주고 뚜껑을 닫는다.

하루 정도 숙성한 뒤 반찬으로 섭취한다. 기호에 따라 청양고추, 피망을 함께 넣어서 담글 수 있다.

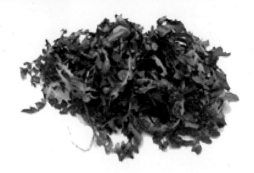

냉이의 특징과 영양 성분 백서

십자화과의 두해살이풀인 냉이는 전국 농촌의
길가, 논두렁, 밭두렁, 풀밭에서 흔히 자생한다.

• • •

01. 냉이를 식용하려면 꽃이 피기 전의 어린 잎을 뿌리채 채취한다. 시장
    에 출하되는 냉이는 대개 재배한 것들이다.

02. 냉이는 지방에 따라 '나시', '나이'라고 불리다가 지금의 냉이라는 이
    름이 되었다.

03. 냉이 한 뿌리를 물 1L에 넣어 끓이면 냉이차가 된다.

04. 냉이는 뿌리를 포함한 전초 및 열매를 약용한다. 녹내장, 안구 질병,
    혈액순환, 혈압 강하, 간, 초기 풍병에 좋고 지혈제로서의 효능이 있
    다. 녹내장을 포함한 안구 질병에는 냉이 종자를 달여서 복용한다.

05. 냉이를 장기간 보관하려면 소금물에 1분 정도 데친 다음 찬물에 행
    군 후 물기가 있는 상태에서 주먹밥 크기로 만들어 지퍼백에 담아 냉
    동실에 넣는다.

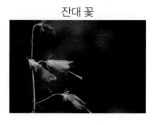
잔대 꽃

페를 보하고 강장에 좋은
잔대 장아찌

뿌리 모양이 도라지와 비슷해 사삼이라고도 불리는 잔대는 야들야들한 어린 잎을 나물로 먹는 산나물이다. 부드럽고 얇은 어린 잎은 생채로도 맛있지만 장아찌로도 손색이 없다.

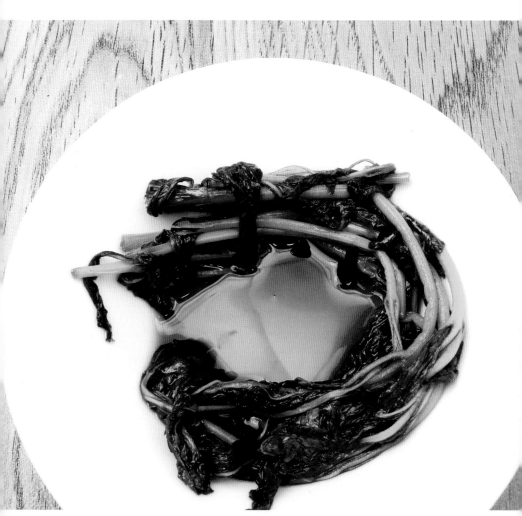

잔대 간장장아찌 레시피

이른봄에 지면에서 올라오는 잔대의 어린 순, 어린 잎을 줄기와 함께 채취한 뒤 나물로 먹는데 장아찌로 만들어도 손색이 없다.

재료 : 잔대순 (잔대 어린 잎) 200g
양념 : 간장 1컵, 물 1컵, 설탕 1컵, 식초 1/2컵

 잔대순을 털어 이물질을 제거한 뒤 흐르는 물에 깨끗하게 세척한다. 잎자루는 조금 질기지만 섭취할 수 있으므로 버리지 않는다. 잎자루 끝의 지저분한 부분은 칼로 잘라낸다.

 준비한 양념에서 식초를 제외한 것을 모두 냄비에 담고 팔팔 끓여서 장아찌 육수를 만든다. 열탕 소독한 용기에 잔대잎을 켜켜이 담고 그 위에 식힌 장아찌 장물과 식초를 붓는다.

 잔대잎이 가라앉도록 눌러주고 뚜껑을 닫은 뒤 냉장 보관한다. 10일 뒤 장아찌 육수만 덜어내어 다시 팔팔 끓인 후 식힌 다음에 붓는다.

 반찬으로 내올 때는 참깨를 뿌려서 내온다. 달콤 짭짤 시큼하고 뒷맛은 은근히 고소한 잔대순 장아찌가 된다.

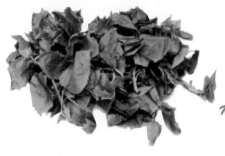

잔대의 특징과 영양 성분 백서

초롱꽃과의 여러해살이풀인 잔대는 전국의 산야에서 흔히 자란다.

● ● ●

01. 잔대의 가식 부위는 이른봄에 채취하는 잔대의 어린 잎과 가을에 채취하는 뿌리이다.

02. 시장에 출하되는 잔대는 보통 농가에서 재배한 잔대이다.

03. 잔대의 유사종으로는 톱잔대, 넓은잔대, 층층잔대, 가는층층잔대, 당잔대가 있다.

04. 잔대의 뿌리는 모래에서 나는 인삼이라 하여 사삼(沙蔘) 또는 짝주라고 부르며 도라지나물과 비슷한 방식으로 요리하거나 꿀에 재어 먹는다.

05. 잔대의 뿌리는 혈압 강하, 가래에 좋고 음을 보하며 폐에 효능이 있는데 주로 허약한 몸에 좋은 강장의 효능이 있다.

06. 잔대는 다른 나물과 마찬가지로 소금물에 1분 정도 데치고 찬물에 행군 후 물기가 있는 상태에서 주먹밥 크기로 만들어 지퍼백에 담아 냉동실에 넣으면 장기간 보관할 수 있다.

유채 꽃과 유사한 갓 꽃

가슴이 답답하고 식욕촉진에 좋은
갓김치와 갓장아찌

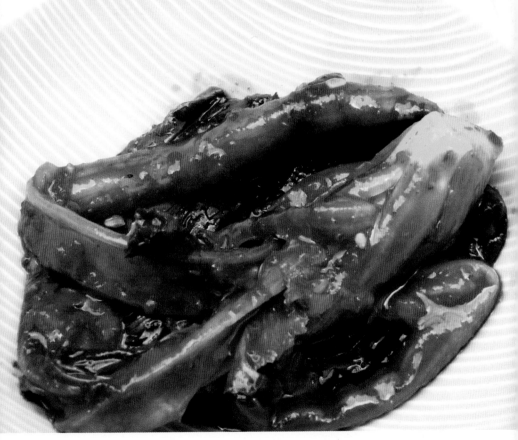

여수 갓김치로 유명한 갓은 보통 갓김치나 물김치, 김장김치
에 넣지만 장아찌로도 손색이 없다. 갓장아찌는 아삭하고 특유의
향이 일품이기 때문에 육류 요리와 잘 어울린다.

갓 고추장 장아찌와 갓김치

갓은 간장장아찌와 갓김치가 있다. 갓장아찌는 시큼한 맛이 일품이고 갓김치는 특유의 톡 쏘는 갓 향기가 난다.

재료 : 갓 2단

양념 1 : 간장 2컵 반, 멸치액젓 1/2컵, 설탕 1컵, 매실청 1컵, 포도주스 1
　　　　컵, 식초 2컵

양념 2 : 고춧가루 1컵 반, 멸치액젓 2/3컵, 설탕 1컵, 매실청 1컵, 마늘 3큰
　　　　술, 쪽파 적량, 참깨

 갓을 흐르는 물에 깨끗하게 세척한 뒤 먹기 좋은 크기로 자른다. 준비한 양념 1을 모두 혼합해 장물을 만든다. 불에 끓이지 않는다.

 용기에 갓을 켜켜이 담고 그 위에 장아찌 장물을 붓는다. 일주일 정도 숙성한 뒤 섭취한다.

 갓김치는 먼저 소금 2컵, 물 4컵으로 소금물을 만든 뒤 갓을 1시간 정도 절여준다. 찹쌀가루 1/3컵과 물 3컵으로 찹쌀풀을 만든 뒤 양념 2와 골고루 배합해서 갓김치 양념을 만든다.

 갓에 양념을 버무려 갓김치를 담근다.

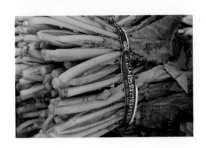

갓의 특징과 영양 성분 백서

십자화과의 한해살이풀인 갓은 중국에서 전래된 작물로
우리나라에서는 여수의 돌산도에서 많이 재배한다.

• • •

01. 갓은 겨자와 비슷하게 줄기와 잎에서 약간 매운맛이 난다. 우리나라
는 갓김치로 먹거나 김장김치에 갓을 넣는다.

02. 갓은 유채와 거의 비슷하지만 잎에 주름이 많고 줄기 잎의 하단부가
원줄기를 귀처럼 감싸지 않으므로 유채와 구별할 수 있다.

03. 갓의 종자는 건조시킨 후 분말을 만들어 겨자 대용의 향신료로 사
용한다.

04. 갓은 노화예방, 식욕촉진, 해독, 침침한 눈, 이뇨, 기침, 이명, 빈혈, 항
암, 가슴이 답답한 증세에 효능이 있다.

05. 갓은 부피가 많이 나가기 때문에 장기간 보관하기 위해 냉동보관하
는 것보다는 갓김치나 장아찌로 담그는 것이 더 좋다.

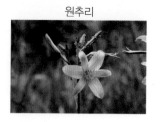
원추리

자양강장, 주독을 풀어주는
원추리 장아찌

원추리는 독특한 쓴맛이 있지만 물에 충분히 우려내면 장아찌로 담글 수 있다. 조금 특이한 맛이므로 소량을 담가 보되 장아찌의 간을 시큼하게 준비한다.

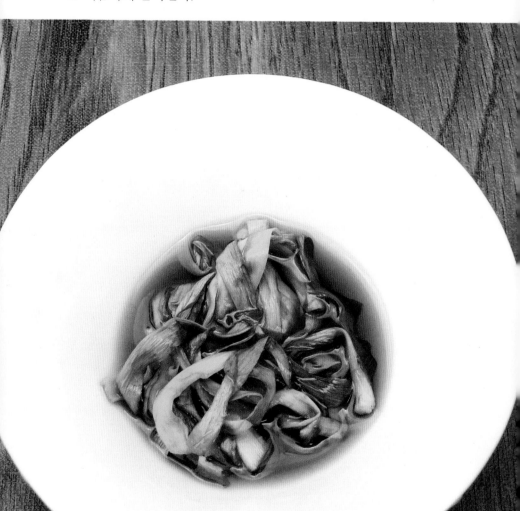

원추리 간장 장아찌 레시피

이른봄 지면에서 올라오는 원추리 싹을 채취해 장아찌로 만든다. 원추리 싹은 조금 독성이 있으므로 먼저 1~2회 삶아서 물기를 짜낸 뒤 장아찌를 담근다.

재료 : 원추리 싹 500g
양념 : 간장 1컵, 물 4컵, 설탕 1컵, 매실청 1컵, 청주(소주) 1/2컵, 식초 2컵

 원추리 어린 잎을 깨끗이 세척한다. 소금물에 1~2회 데친 뒤 찬물에 1시간 이상 우려낸다. 물을 갈아서 충분히 행군 후 물기를 짜낸다.

 준비한 양념에서 식초와 소주를 제외한 것을 냄비에 담고 팔팔 끓여서 장아찌 장물을 만든다. 장아찌 장물의 간을 보되 약간 짠 맛을 원하면 간장 1컵 분량을 추가한 뒤 끓인다.

 용기에 물기를 짜낸 원추리를 담고 그 위에 장아찌 장물과 식초, 소주를 붓는다. 원추리 잎이 가라앉도록 무거운 것으로 눌러주고 뚜껑을 닫는다.

 하루 정도 익히면 풋마늘 비슷한 장아찌가 된다. 원추리 잎은 약간 독성이 있으므로 1회에 소량씩 식탁에 내온다.

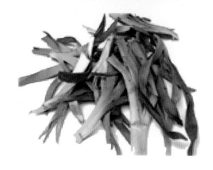

원추리의 특징과 영양 성분 백서

백합과의 여러해살이풀인 원추리는 깊은 산이나 해안가의
기슭에서 더러 자라는 노란 꽃이 피는 관화식물이다.

• • •

01. 원추리는 근심을 잊게 해준다고 하여 망우초(忘憂草)라는 별명이 있다.

02. 원추리에서 가식 부위는 봄철에 수확한 어린 순이다.

03. 원추리에는 '콜히친'이라는 독성 물질이 성숙할수록 많아지므로 성숙
한 잎은 섭취를 피하고, 어린 잎을 가식할 때도 데친 후 찬물에 1~2
시간 충분히 우려낸 후 나물로 만든다.

04. 원추리를 많이 섭취하면 콜히친 성분에 의해 식중독 비슷한 증세가
발생할 수 있다.

05. 원추리의 어린 순은 주독을 푸는 데 효능이 있다. 꽃은 건조시킨 후
술을 담그는데 자양강장에 좋다. 혈액순환, 종기, 여성병, 혈변, 소화
불량, 황달, 오줌병에 좋다.

06. 원추리를 장기간 보관하려면 소금물에 데친 후 1시간 이상 찬물에 우
려낸 후 물기를 한번 짜내고 다시 우려낸 후 물기가 있는 상태에서 주
먹밥 크기로 만들어 지퍼백에 담아서 냉동실에 넣는다.

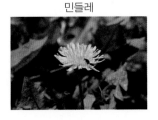
민들레

감기, 인후염, 유선염에 좋은
민들레 장아찌

나물로 흔히 먹는 민들레는 인후염이나 감기 발열 증세에 약으로 사용하는 약초 나물이다. 장아찌로 담글 때는 데쳐서 담그기도 하지만 쌉싸름한 맛을 좋아하는 사람은 데치지 않고 뜨거운 장물로 바로 담글 수 있다.

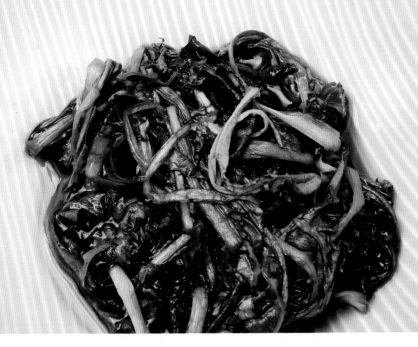

민들레 간장장아찌 레시피

민들레 잎은 조금 쌉싸름하고 담백한 맛으로 섭취한다. 조금 쌉싸름하므로 장물을 조금 짭조름하게 만들어도 괜찮다.

재료 : 민들레 잎 400g
양념 : 간장 1컵, 물 1컵, 멸치액젓 1/4컵, 설탕 1컵, 매실청 1/2컵, 소주(청주) 1/3컵, 식초 1/2컵

 민들레의 줄기 끝은 오염되어 있을 수 있으므로 줄기 끝부분은 잘라서 제거한다. 민들레에서 이물질을 털어내고 깨끗이 세척한 뒤 조금 촉촉한 상태로 건조시킨다.

 준비한 양념에서 소주와 식초를 제외한 것을 냄비에 담고 팔팔 끓여서 장아찌 장물을 만든다. 용기에 민들레 잎을 켜켜이 담고 그 위에 뜨거운 장아찌 장물과 소주, 식초를 붓는다.

 민들레 잎이 가라앉도록 무거운 것으로 눌러주고 뚜껑을 닫는다.

 하루 정도 숙성하면 담백하고 약간 쌉싸름한 맛의 민들레장아찌가 된다. 장물을 끓일 때 고추, 대파를 넣어도 무방하다.

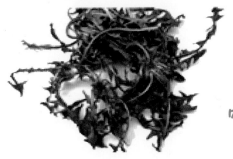

민들레의 특징과 영양 성분 백서

국화과의 여러해살이풀인 민들레는
우리나라의 양지바른 산야에서 흔히 자란다.

• • •

01. 우리나라에서 자라는 민들레는 식물학적으로 볼 때 토종민들레, 서양민들레, 산민들레가 있다. 나물로 섭취할 때는 모두 똑같은 민들레로 취급하고 가식한다.

02. 자연산 민들레를 나물로 채취하려면 꽃이 피기 전의 어린 잎을 채취해야 하며, 꽃이 핀 민들레는 쓴맛이 강해 섭취할 수 없다.

03. 햇볕에 건조시킨 민들레의 꽃과 뿌리는 민들레차로 우려 마실 수 있다.

04. 민들레의 꽃과 뿌리는 한방에서 포공영(浦公英)이라 하며 소염, 해열, 이뇨, 감기, 인후염, 소화불량, 간염, 변비, 급성유선염, 해독에 사용한다.

05. 민들레를 장기간 보관하려면 소금물에 데친 후 10분 정도 찬물에 우려낸 후 물기를 한번 짜내고 다시 우려낸 후 물기가 있는 상태에서 주먹밥 크기로 만들어 지퍼백에 담아서 냉동실에 넣는다.

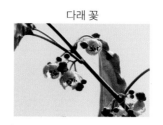
다래 꽃

위를 보하고 관절통에 좋은
다래(덩굴)순 장아찌

고려가요 '청산별곡'에 나오는 다래는 다래덩굴의 열매를 말하며, 새
순은 다래순이라고 하여 나물로 섭취한다. 다래순은 연하고 독성이 없기
때문에 장아찌로 담글 경우 조금 시큼하게 담거나 짜게 담가도 괜찮다.

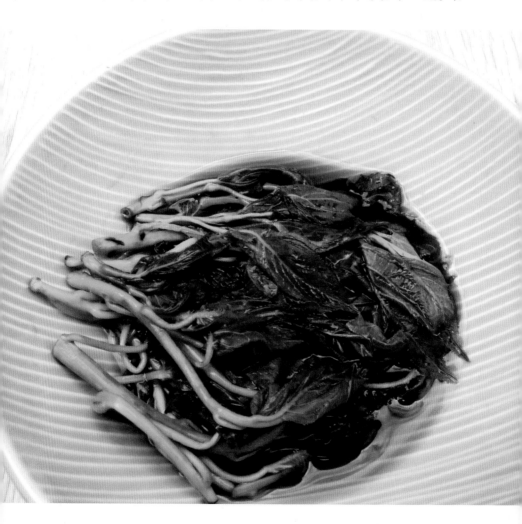

다래순 간장장아찌 레시피

이른봄에 피어나는 다래 덩굴의 싹(어린 잎)을 다래순이라고 하며 나물로 먹는다. 나물로 섭취하면 연한 질감이 맛있지만 장아찌로 담가도 손색이 없는 나물이다.

재료 : 다래순 (다래 어린 잎) 400g
양념 : 간장 1컵, 물 1컵, 포도주스 1/2컵, 설탕 1컵, 식초 1/2컵

 다래 잎을 털어 이물질을 제거한 뒤 흐르는 물에 깨끗하게 세척한다. 연한 잎자루도 섭취할 수 있으므로 버리지 않는다.

 준비한 양념에서 식초를 제외한 것을 모두 냄비에 담고 팔팔 끓여서 장아찌 육수를 만든다. 용기에 다래 잎을 담고 그 위에 식힌 장아찌 장물과 식초를 붓는다.

 다래 잎이 가라앉도록 무거운 것으로 눌러주고 뚜껑을 닫는다. 하루 정도 숙성한 뒤 냉장 보관한다.

 접시에 내올 때는 참깨를 뿌려서 내온다. 상큼하고 시큼할 뿐만 아니라 달달하고 짭짤한 다래순 장아찌가 된다.

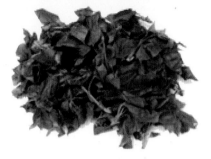

다래덩굴의 특징과 영양 성분 백서

다래나무과의 낙엽활엽덩굴 식물은 전국의 깊은 산에서 자생한다.

• • •

01. 다래순은 4월경 돋아나는 다래덩굴의 부드러운 어린 잎을 말한다.

02. '머루랑 다래랑 먹고 청산에 살으리랏다.'라는 고려가요에서 등장하는 다래는 다래덩굴의 열매를 말한다.

03. 서양 과실 중 다래와 비슷한 식물은 '키위'가 있다. 이 때문에 키위는 서양에서 들어온 다래라는 뜻에서 '양다래'라고 한다.

04. 다래는 수나무와 암나무가 따로 있는데 수꽃과 암꽃의 모양이 다르다.

05. 다래는 위장, 해열, 최유, 소화, 구토, 황달, 관절통, 갈증에 효능이 있다.

06. 다래순을 장기간 보관하려면 소금물에 데쳐서 찬물에 우려낸 후 물기가 조금 있는 상태에서 주먹밥 크기로 만들어 지퍼백에 담아서 냉동실에 넣는다.

오갈피 꽃

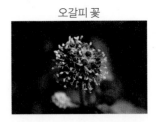

자양강장에 좋은 불로장생 약초
오갈피 장아찌

오갈피는 예로부터 자양강장에 좋은 불로장생 약초로 알려
져 왔다. 오갈피 장아찌를 상시 섭취하면 신장과 간이 튼튼해진
다. 맛은 조금 쌉싸름하므로 간을 짜게 하거나 설탕을 가미한다.

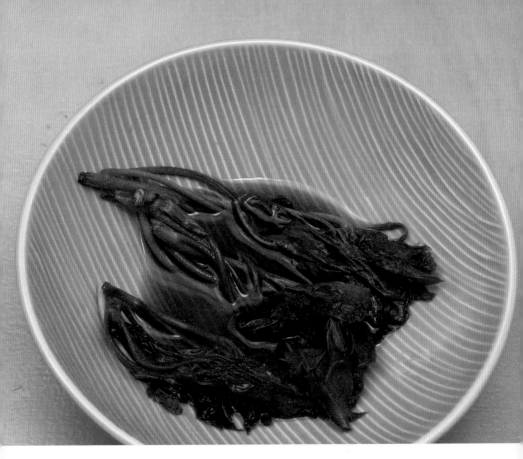

오갈피나무 간장장아찌 레시피

　이른봄에 오갈피나무의 어린 잎을 수확해 준비한다. 쌉싸름한 맛이 일품이기 때문에 조금 짜게 장아찌를 만든 뒤 육류 요리에 곁들여 내온다. 비빔밥 나물로 사용하려면 물에 우려낸 뒤 조금 심심하게 장아찌를 담근다.

재료 : 오갈피 어린 잎 500g
양념 : 간장 1컵, 물 3컵, 설탕 1컵, 매실청 1컵, 청주(소주) 1/3컵, 식초 1컵

 오갈피 잎을 깨끗이 세척한다. 오갈피 잎의 잎자루는 나중에 물컹하게 씹히는 맛이 있으므로 떼어내지 않고 장아찌로 담근다.

 준비한 양념에서 식초와 소주를 제외한 것을 모두 냄비에 담고 팔팔 끓여서 장아찌 장물을 만든다. 장아찌 장물의 간을 보되 약간 짠맛을 내려면 간장을 1/2컵 추가한다.

 용기에 오갈피 잎을 담고 팔팔 끓인 장아찌 장물, 식초, 소주를 붓는다. 시큼한 맛을 원하면 식초 1/2~1컵을 입맛에 맞게 추가한다. 오갈피 잎이 가라앉도록 눌러주고 뚜껑을 닫는다.

 이틀 정도 상온에서 익힌 뒤 장물을 받아서 다시 끓인 후 붓고 식혀서 냉장실에 저장한다. 장아찌 장물을 끓일 때 고추를 넣을 수 있다.

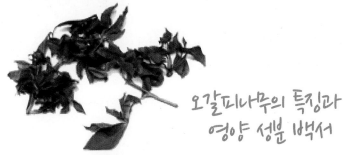

오갈피나무의 특징과 영양 성분 백서

두릅나무과의 낙엽활엽관목인 오갈피나무는 전국의 깊은 산에서 흔히 자란다. 두릅나무과 식물은 대부분 어린 순을 사람이 가식할 수 있다.

• • •

01. 자연산 오갈피순은 4월경 올라오는 줄기의 부드러운 어린 잎을 채취한다. 줄기에 가시가 있으므로 채취할 때 가시에 찔리지 않도록 한다.

02. 오갈피순은 나물로 무쳐먹거나 장아찌로 섭취할 수 있고 술을 담글 수 있을 뿐만 아니라 약용 목적으로 달여서 복용할 수 있다.

03. 오갈피는 중국에서 불로장생 약초로 알려져 있는데 그만큼 자양강장에 좋은 약초이다.

04. 오갈피는 요통, 수종, 초기 풍병, 자양강장, 타박상, 아동의 발육불량, 허약, 혈액순환, 관절통에 약용하고 신장과 간에 특히 좋다.

05. 오갈피순을 장기간 보관하려면 소금물에 데친 후 10분 정도 찬물에 우려낸 후 물기를 한번 짜내고 다시 우려낸 후 물기가 있는 상태에서 주먹밥 크기로 만들어 지퍼백에 담아 냉동실에 넣는다.

항암, 여성의 질병에 좋은
홑잎나물(화살나무 잎) 장아찌

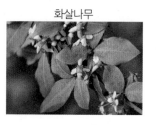
화살나무

홑잎나물은 항암 나무로 유명한 화살나무의 어린 잎이다. 화살나무는 단풍이 아름답기 때문에 최근 조경수로 많이 보급되는 수종이다.

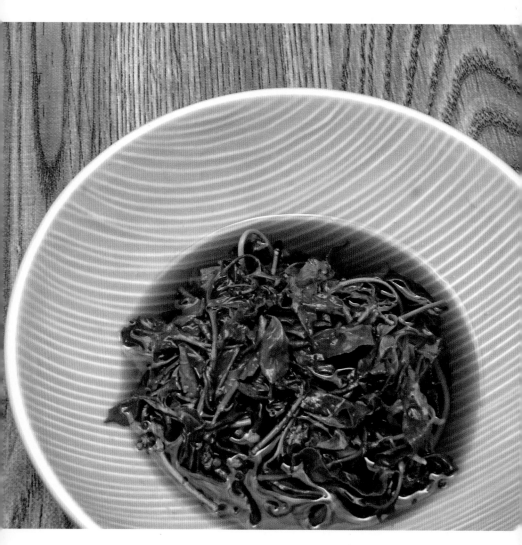

홑잎나물 간장장아찌 레시피

홑잎은 이른봄에 수확한 화살나무의 어린 잎을 말한다. 잎자루는 질기고 섬유질이기 때문에 원할 경우 장아찌로 담그기 전 잎자루를 조금 제거해도 된다.

재료 : 홑잎 500g
양념 : 간장 1컵, 물 3컵, 설탕 1컵, 매실청 1컵, 청주(소주) 1/2컵, 식초 1컵

 홑잎을 깨끗이 세척한 뒤 조금 두터운 잎자루는 일일이 떼어서 제거한다.

 준비한 양념에서 식초와 소주를 제외한 것을 냄비에 담고 팔팔 끓여서 장아찌 장물을 만든다. 장아찌 장물의 간을 보되 약간 짠맛을 원하면 간장 1/2컵을 더 넣어서 끓인다.

 용기에 홑잎을 담고 그 위에 식힌 장아찌 장물과 식초, 소주를 넣는다. 더 시큼한 맛을 원하면 식초를 1/2~1컵을 추가한다. 홑잎이 가라앉도록 무거운 것으로 눌러주고 뚜껑을 닫는다.

 하루 정도 익히면 홑잎 장아찌가 된다. 기호에 따라 장물을 끓일 때 고추를 넣을 수 있다.

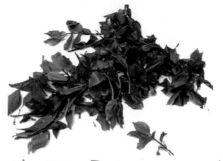

홑잎(화살나무)의 특징과 영양 성분 백서

홑잎나물은 민간에서 항암 치료제로 유명한 화살나무의 어린 잎을 말한다.

• • •

01. 화살나무는 줄기에 코르크 재질의 날개가 있는데 이 날개 모양이 화살을 닮았다 하여 화살나무라고 불린다.

02. 화살나무와 거의 비슷한 수종인 회잎나무는 줄기에 날개가 없다. 회잎나무의 어린 잎도 나물로 가식할 수 있다.

03. 자연산 홑잎나물을 채취하려면 4월경 화살나무의 부드러운 어린 잎을 채취한다.

04. 화살나무의 줄기에 있는 코르크 재질의 날개를 약용하는데 혈액순환, 어혈, 여성의 병, 복통에 효능이 있고 민간에서는 항암에 효능이 있다고 말한다.

05. 홑잎나물은 상온에서 쉽게 변질되므로 장기간 보관하려면 끓는 물에 데친 후 물기가 있는 상태에서 주먹밥 크기로 만들어 지퍼백에 담아 냉동실에 저장한다.

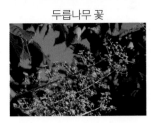
두릅나무 꽃

혈액순환, 정력에 좋은
두릅 장아찌

두릅은 참두릅과 땅두릅이 있다. 약효나 맛은 참두릅이 더 뛰어나다. 장아찌를 담글 때는 땅두릅에 비해 조금 비싸더라도 참두릅으로 담그는 것이 좋다.

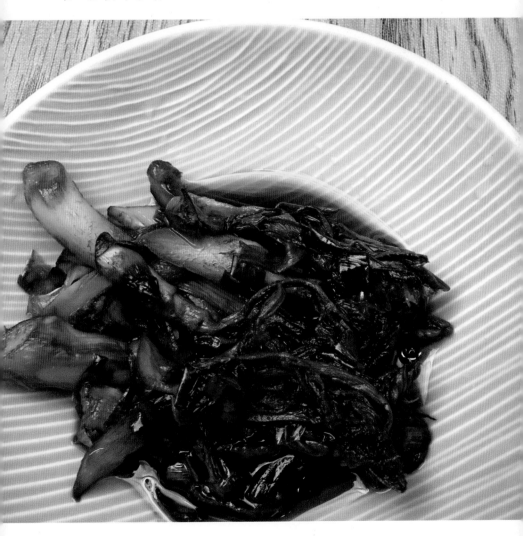

두릅 간장장아찌 레시피

두릅나무의 줄기에서 나는 순(어린 잎)이나 독활의 땅에서 나는 싹을 이른봄에 수확한 것을 두릅이라고 하는데 두릅나무 순은 '참두릅', 독활의 순은 '땅두릅'이라고 한다. 쌉싸름하고 상큼할 뿐만 아니라 특유의 향미가 있다. 맛은 서로 엇비슷한데 참두릅이 조금 더 고급 느낌이다.

재료 : 참두릅 또는 땅두릅 400g
양념 : 간장 1컵, 물 1컵, 설탕 1컵, 식초 2/3컵

 두릅은 특유의 향미가 있으므로 여기서는 식초를 조금 넣기로 한다. 두릅의 줄기 끝은 오염되어 있을 수 있으므로 줄기 끝은 잘라서 버린다.

 두릅을 흐르는 물에서 깨끗이 세척한다. 준비한 양념에서 식초를 제외한 것을 냄비에 담고 팔팔 끓여서 장아찌 육수를 만든다.

 용기에 두릅을 켜켜이 담고 그 위에 팔팔 끓인 장아찌 장물과 식초를 붓는다. 두릅이 가라앉도록 눌러주고 뚜껑을 닫는다.

 이틀 정도 숙성시킨 뒤 장물을 덜어내어 다시 끓여서 넣어준다. 냉장고에 밀봉 보관한 뒤 섭취한다.

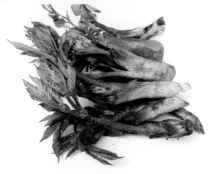

두릅의 특징과
영양 성분 백서

땅두릅은 두릅나무과의 여러해살이풀인 '독활'의 새순이고,
참두릅은 두릅나무과의 낙엽활엽관목인 '두릅나무'의 줄기 새순이다.

• • •

01. 독활은 여러해살이풀이지만 한창 자라면 높이 2m까지 자라기 때문에 멀리서 보면 흡사 작은 나무처럼 보이지만 나무가 아니라 초본이다.

02. 독활은 혈액순환, 초기 풍병, 발열, 통증, 이뇨, 종기, 두통, 편두통, 신경통에 효능이 있다.

03. 두릅나무는 초기 풍병, 정력, 혈액순환, 이뇨, 종기, 신염, 당뇨, 위장병에 효능이 있다.

04. 약효면에서는 독활(땅두릅)보다는 두릅나무(참두릅)가 더 뛰어난 편이므로 조금 비싸더라도 참두릅으로 장아찌를 담그는 것이 좋다.

05. 두릅을 장기간 보관하려면 소금물에 데친 후 찬물에 한번 우려낸 후 물기가 있는 상태에서 주먹밥 크기로 만든 뒤 지퍼백에 담아 냉동실에 저장한다.

근육마비, 관절염에 좋은
음나무순(엄나무순) 장아찌

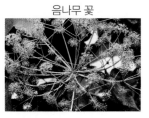
음나무 꽃

　흔히 엄나무라고 불리는 음나무순은 관절염, 근육마비, 근육통 같은 질환에 좋은 약초 나물이다. 장아찌의 맛은 쌉싸름하고 새콤하기 때문에 잃어버린 입맛을 되찾게 해준다.

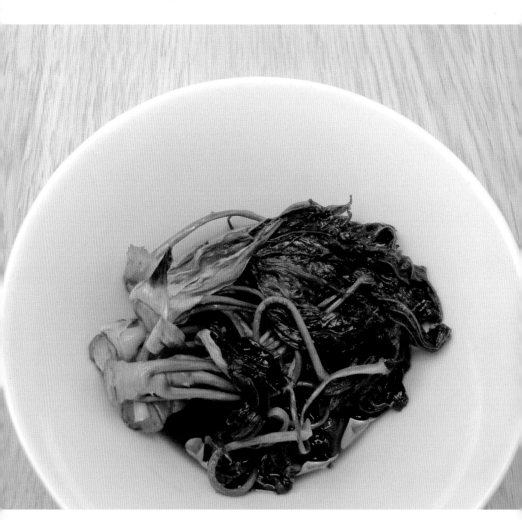

음나무순 간장장아찌 레시피

음나무순은 이른봄에 수확하는 음나무의 줄기에서 자라나는 어린 잎(새싹)을 말한다. 쌉싸름하고 시큼할 뿐만 아니라 특유의 향미가 있다. 흔히 엄나무순이라고 불리지만 정식 명칭은 음나무순이다.

재료 : 음나무순 400g
양념 : 간장 1컵, 물 1컵, 설탕 1컵, 식초 1컵, 소주(청주) 1/3컵

 음나무순은 특유의 시큼한 향미가 있지만 여기서는 식초를 조금 더 넣어서 장아찌를 담근다. 음나무순의 줄기 끝은 오염되어 있을 수 있으므로 줄기 끝은 잘라서 버린다. 잎자루의 가시는 뜨거운 물에 데치면 연해지므로 그대로 두어도 된다.

 음나무순을 흐르는 물에서 깨끗이 세척한다. 준비한 양념에서 식초와 소주를 제외한 것을 전부 냄비에 담고 팔팔 끓여서 장아찌 육수를 만든다.

 용기에 음나무순을 켜켜이 담고 그 위에 팔팔 끓인 장아찌 장물과 식초를 붓는다. 음나무순이 가라앉도록 눌러주고 뚜껑을 닫는다.

 이틀 간 숙성시킨 뒤 장물을 덜어내어 다시 끓인 후 넣어준다. 밀봉한 뒤 냉장실에 저장한다.

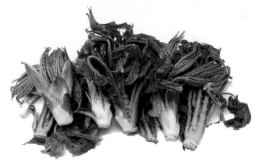

음나무순의 특징과 영양 성분 백서

두릅나무과 낙엽활엽교목인 음나무는 두릅과 마찬가지로 줄기에서 돋아나는 순(어린 잎)을 나물로 가식할 수 있는데 이를 음나무순이라고 부른다.

• • •

01. 음나무순은 매년 4월경 돋아나는 순을 채취하는데, 줄기 끝은 물론 수피에서도 싹이 올라오는 경우가 있다. 둘 다 음나무순으로 취급한다.

02. 시장에 출하하는 음나무순은 자연산과 재배품이 있는데 재배품은 강원도 고산 지대에서 많이 재배한다.

03. 음나무순은 참두릅과 비슷한 약효를 보여준다. 혈액순환, 초기 풍병, 살충, 근육마비, 관절통, 근육통, 종기, 개선, 구내염에 효능이 있다.

04. 음나무순의 맛은 참두릅에 비해 못하지만 혈액순환과 근육마비 등에 효능이 있으므로 어르신의 건강에 좋은 나물이다.

05. 음나무순을 장기간 보관하려면 소금물에 데쳐서 찬물에 우려낸 후 물기가 있는 상태에서 주먹밥 크기로 만든 뒤 지퍼백에 담아 냉동실에 저장하면 나중에도 초고추장 무침으로 먹을 수 있다.

피로회복에 참 좋은
매실 장아찌

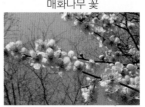

매화나무 꽃

　달콤하고 새콤한 맛으로 정말이지 밥도둑이 따로 없는 매실장아찌는 예로부터 사군자의 하나인 매실나무의 열매이다. 매실은 맛이 시큼하기 때문에 보통의 방법으로는 가식하지 못한다. 설탕장아찌로 담근 뒤 고추장무침으로 먹으면 아주 맛나다.

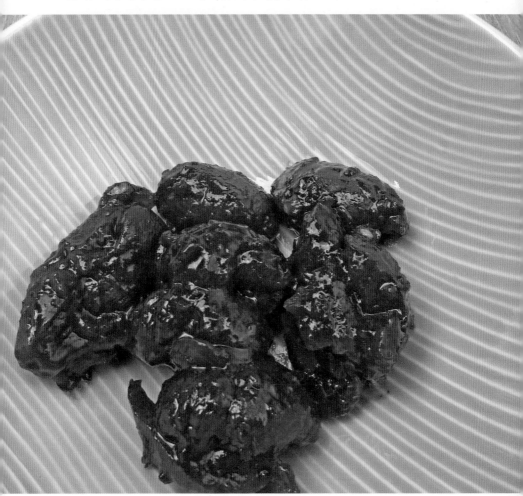

매실 설탕장아찌 레시피

메실 장아찌는 설탕, 간장, 소금으로 담글 수 있는데 설탕 장아찌가 가장 맛있다.

재료 : 매실 5kg
양념 1 : 굵은 소금 2컵, 물(매실이 잠길 만큼)
양념 2 : 설탕 4kg
양념 3 : 고추장 1큰술, 고춧가루 1큰술, 다진 마늘 1큰술, 참기름 1큰술

매실이 잠길 만큼의 물에 소금 2컵을 부어 소금물을 만든다. 소금물에 매실을 담고 3~4시간 재워서 간을 들인다.

간이 든 매실을 흐르는 물에 세척한 뒤 물기를 말린다. 방망이로 매실을 두들겨 찌그러트린 뒤 씨앗을 분리하고 매실 꼭지는 이쑤시개 같은 뾰족한 도구로 제거한다.

남아 있는 매실 과육에 준비한 설탕을 버무린다. 서너 시간이 지나면 설탕이 녹아서 흥건한 장물이 된다. 상온에서 숙성시키면서 몇 번 뒤집어주다가 2일 뒤에는 밀봉하여 냉장 보관한다.

10여 일 뒤부터 과육을 조금씩 건져서 설탕물(매실청)을 꼭 짜낸 뒤 고추장, 참기름, 다진 마늘로 버무리면 달콤하고 상큼한 매실 장아찌가 된다. 매실청은 버리지 말고 각종 나물무침과 찌개 요리의 단맛을 내는 양념으로 사용한다.

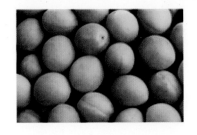

청매실의 특징과
영양 성분 백서

매실은 매화나무 열매를 말하며, 매화나무의 정식 명칭은 '매실나무'이다.

· · ·

01. 군자에 비유되는 나무는 매란국죽(梅蘭菊竹)이라고도 하여 사군자라고 하는데 매실나무는 사군자 중 하나이다.

02. 매실나무는 이른봄에 개화하기 때문에 봄을 알리는 전령으로 알려져 있으며 중국권에서의 매실 열매는 최고의 열매 중 하나로 각광받고 있다.

03. 우리나라에 매실나무가 전래된 것은 삼국시대로 추정된다.

04. 매실나무는 흰색 꽃이 피는 흰매실, 붉은색 꽃이 피는 청매실, 겹꽃이 피는 겹매실이 있는데 열매는 모두 같은 것으로 취급한다.

05. 매실은 현기증, 피로회복, 혈액순환, 해독, 살균, 곽란, 침침한 눈, 식욕부진, 부인병에 효능이 있다.

06. 매실은 상온에서 3~4일이면 황색으로 변색되면서 이용하지 못하게 된다. 장기 보관하려면 택배로 도착한 매실을 바로 흐르는 물에 세척한 후 음건한 뒤 비닐봉투에 넣어 섭씨 10도 정도의 냉장고에 보관하되 밀봉하지 않아야 한다. 따라서 매실을 구입한 뒤에는 가급적 매실청, 매실장아찌, 매실주로 바로 만드는 것이 좋다.

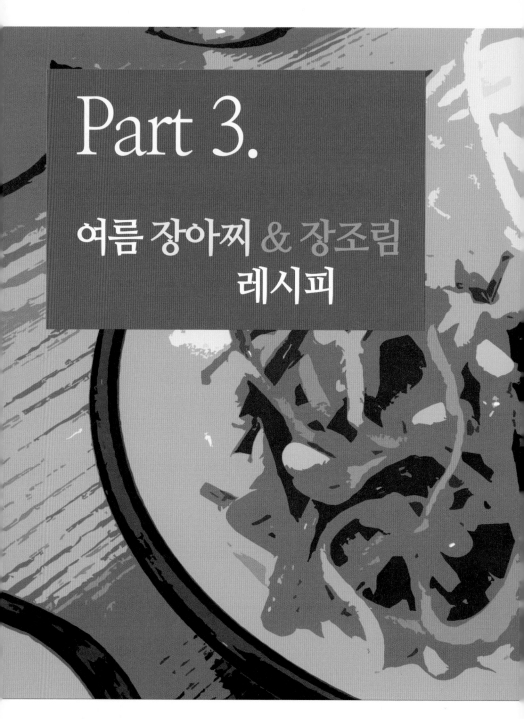

Part 3.

여름 장아찌 & 장조림 레시피

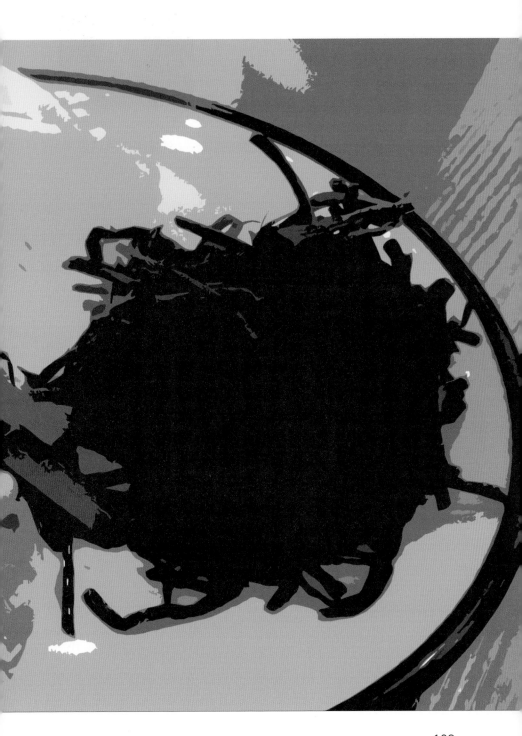

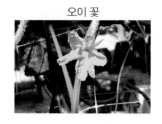
오이 꽃

침침한 눈, 해독에 좋은
오이지

오이지는 오이를 소금물에 절인 것을 말한다. 섭취할 때는 물에 우려서 소금 간을 충분히 제거한 뒤 고춧가루나 고추장, 간장으로 무친다.

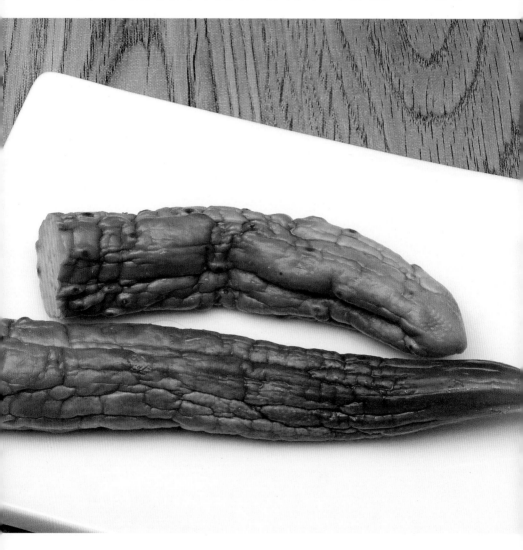

오이지 장아찌 레시피

오이지는 소금물에 절여서 먹고 싶을 때마다 조금씩 꺼낸 뒤 물에 하루 정도 우려서 소금 간을 제거하고 다른 양념으로 무쳐서 섭취하는 소금절임 장아찌이다.

재료 : 오이 10개
양념 1 : 소금 300g, 물 1.5L
양념 2 : 고추장, 고춧가루, 설탕, 마늘, 대파 각 적량

 오이의 꼭지 끝 부분에서 시든 부분만 가위로 잘라 버린다. 오이를 깨끗이 세척해 준비한다.

 준비한 양념 1을 냄비에 담고 팔팔 끓인다. 용기에 오이를 켜켜이 담고 돌을 얹어 눌러준 뒤 팔팔 끓인 소금물을 붓고 10일 정도 숙성한다.

 완성된 오이지는 필요할 때마다 1개씩 꺼내 찬물에 담근 뒤 냉장 보관하며 하루 정도 우려내어 짠 맛을 제거한다.

 소금 간을 우려낸 오이지를 잘게 썬 뒤 양념 2로 버무려서 섭취한다.

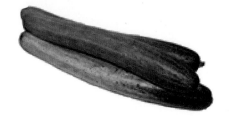

오이의 특징과 영양 성분 백서

박과의 한해살이 덩굴식물인 오이는 전국의 농가에서 흔히 재배한다.

* * *

01. 호박, 참외, 수박은 모두 오이의 근연종이라고 할 수 있다. 따라서 이들 식물들의 꽃 모양과 잎 모양은 서로 비슷하다.

02. 인도 원산의 오이는 우리나라에는 삼국시대에 전래되었다.

03. 오이는 날것으로 섭취할 수 있을 뿐만 아니라 오이장아찌, 오이냉채, 오이피클, 오이소박이 등의 다양한 요리법으로 섭취할 수 있다.

04. 오이는 인후통, 해열, 안구충혈, 종기, 이질, 임병, 종창, 설사, 다이어트, 변비, 해독에 효능이 있다. 한방에서는 오이의 뿌리와 줄기를 주로 약용한다.

05. 오이는 피부미용에 좋다고 알려져 있는데 이는 염증 등에 효능이 있기 때문이며 실제로 한방에서는 오이즙을 땀띠 등의 피부 질환에 처방한 기록이 있다.

06. 오이를 장기간 보관하는 방법은 소금 장아찌와 피클을 담그는 방법이 있는데 피클을 새콤하게 담그면 밥도둑이 따로 없다.

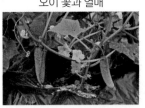
오이 꽃과 열매

오이 간장 장아찌와 오이 피클
오이 간장 장아찌

오이 간장 장아찌와 오이 피클은 레시피가 비슷하다고 할 수 있다. 간장을 사용하지 않고 배합을 조금 다르게 하면 오이 피클을 담글 수 있다.

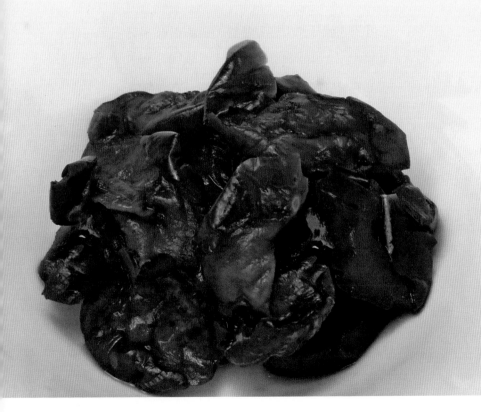

오이 간장장아찌 & 오이 피클 레시피

오이 간장장아찌는 오이지와 달리 간장과 식초로 담그는 보통의 간장장아찌 음식이다. 간장을 빼고 담그면 오이 피클이 되는데 장기간 보관하기 위해서는 월계수 잎을 넣는 것이 좋다.

재료 : 오이 10개 (입맛에 따라 양파, 청양고추 재료 추가)
양념 1 : 간장 3컵, 설탕 1컵 반, 식초 3/4컵(150ml)
양념 2 : 물 6컵, 식초 2컵, 설탕 2컵, 피클링 스파이스 3큰술, 소금 1큰술,
　　　　 생강 2톨, 레몬즙 1큰술, 월계수 잎 6장

 오이 꼭지에서 오염된 부분만 가위로 잘라 버린다. 오이간장장아찌는 오이를 깨끗이 세척한 뒤 물기를 말린다. 양념 1을 냄비에 담고 팔팔 끓여서 장아찌 장물을 만든다.

 용기에 잘게 썬 오이를 담고 돌을 얹어 눌러준 뒤 식힌 장물을 붓는다. 상온에서 2일 정도 숙성한 뒤 냉장 보관한다. 10여 일 뒤에는 간이 알맞게 들기 때문에 필요할 때마다 1개씩 썰어서 먹는다.

 오이 피클의 경우에는 양념 2를 팔팔 끓인 뒤 식혀서 붓는다. 설탕과 식초는 입맛에 따라 1/2컵 줄여도 된다.

 1일간 상온에 두었다가 냉장보관하면서 바로 섭취한다.

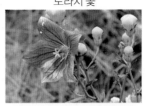
도라지 꽃

천식, 호흡기 질환에 좋은
도라지 장아찌

도라지는 볶음이나 초무침으로 흔히 섭취하는데 특성상 변질이 빨리 되는 반찬 중 하나이다. 도라지를 변질 없이 오랫동안 보관하면서 섭취하려면 장아찌로 먹는 것이 좋다.

도라지 고추장 장아찌 레시피

도라지는 간장 장아찌와 고추장 장아찌 둘 다 만들 수 있다. 간장 장아찌는 다른 류와 마찬가지이므로 여기서는 고추장 장아찌를 담가 본다.

재료 : 도라지 400g
양념 1 : 물 2컵, 소금 한 줌
양념 2 : 고추장 2/3컵, 고춧가루 1큰술, 설탕 2큰술, 물 조금, 쪽파, 참깨 적량

 도라지에 굵은 소금을 뿌리면서 박박 문질러서 세척한 뒤 도라지의 껍질을 벗긴다. 양념 1로 소금물을 만든 뒤 도라지를 2~3일 동안 절인다.

 쌉쌀한 맛을 좋아하면 그대로, 쌉쌀한 맛을 제거하려면 물에 행군 뒤 먹기 좋은 크기로 찢어 채반에서 잠깐 말린다.

 준비한 양념 2를 섞은 뒤 고추장물로 끓인 뒤 식힌다. 고추장물로 도라지를 버무려서 용기에 담고 그 위에 고추장이나 고추장물을 얇게 덮어준다. 냉장실에서 10일 정도 숙성시킨다.

 때로는 껍질 벗긴 도라지를 찹쌀고추장에 박아두었다가 필요할 때 꺼내어 양념으로 무쳐먹기도 한다. 고추장이나 된장에 박아두었다가 나중에 찢어서 양념하는 방식은 전통 장아찌 방식이다.

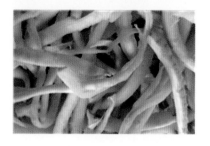

도라지의 특징과 영양 성분 백서

초롱꽃과의 여러해살이풀인 도라지는 전국의 산에서
흔히 자라던 것을 농가에서 재배하면서 민가에 퍼져 요즘은
도시의 화단이나 텃밭에서도 흔히 보는 약초가 되었다.

* * *

01. 도라지라는 이름의 유래는 알려진 내용이 없지만 잎이 돌려서 나기 때문에 도라지라는 명칭이 붙었을 수도 있다.

02. 도라지의 꽃은 보라색이지만 흰색 꽃이 피는 경우도 있다. 흰색 꽃이 피는 것은 특별히 '백도라지'라고 부른다.

03. 도라지는 보통 도라지무침, 도라지볶음, 도라지장아찌, 도라지김치, 도라지술, 도라지차로 섭취하지만 튀김으로 섭취하는 것도 맛있다.

04. 도라지의 뿌리에는 사포닌 성분이 함유되어 거담, 진해, 천식, 인후통 같은 호흡기 질환과 소염, 지통, 이질, 고혈압에도 효능이 있다.

05. 소금물에 넣어두면 며칠 동안 저장할 수 있지만 맛이 질겨진다. 보통은 적당하게 찢어서 햇볕에 건조시킨 후 건도라지로 보관한다.

06. 건도라지는 찬물에 하루 동안 불리면 흐물해지면서 원래 모습으로 돌아온다. 원래 모습의 도라지는 쓴맛을 제거하기 위해 데친 후 나물로 무쳐먹는다.

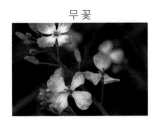
무 꽃

항암, 가래, 해독에 좋은
무 간장 장아찌

한국인이 가장 많이 먹는 채소 중 하나인 무는 당뇨, 항암, 해독에
좋은 채소이다. 무 장아찌는 여러 가지로 만드는데 일반적인 장아찌
장물로 담그기도 하고 간장으로만 담그기도 한다.

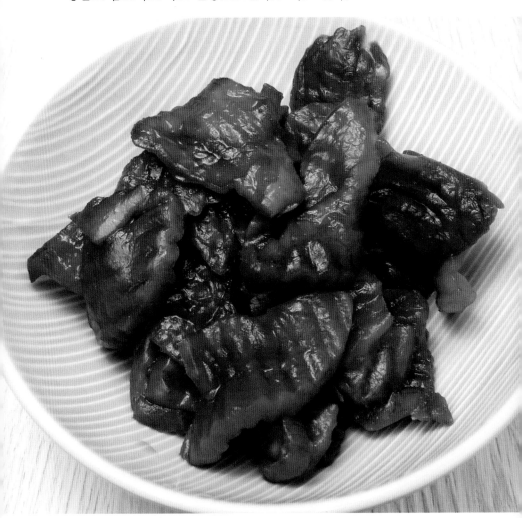

무 간장장아찌 레시피

무 장아찌는 소금장아찌와 간장장아찌가 있다. 담그기 편리한 장아찌는 간장장아찌이다. 소금장아찌는 나중에 찬물에 충분히 우려낸 다음 양념에 무쳐서 섭취하고 간장장아찌는 충분히 우려낸 후 그대로 섭취한다.

재료 : 필요한 만큼의 무(조선무)
양념 : 무가 잠길 만큼의 간장

 무를 깨끗이 세척하고 꽁지를 제거한다. 무를 2등분하여 반쪽으로 나눈 뒤 물기가 없도록 12시간 정도 건조시킨다.

 용기를 소독한 뒤 무를 켜켜이 넣는다. 무가 잠길 정도로 간장을 붓고 뚜껑을 닫는다. 보름~한달 정도 상온에서 숙성하되 곰팡이가 생기면 곰팡이를 제거하고 간장물을 다시 걸어내어 끓인 후 붓는다.

 보름~한달 뒤 무가 간장물로 까맣게 변하면 그때부터 먹을 수 있는 상태이므로 냉장실에서 보관하고 필요할 때마다 무를 하나씩 꺼낸다.

 무를 깍두기 형태로 썰거나 채를 썬 뒤 찬물에 짠맛을 충분히 우려낸다. 그대로 내오거나 고춧가루 양념으로 내온다.

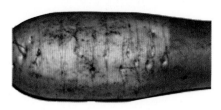

무의 특징과 영양 성분 백서

십자화과의 한두해살이풀인 무는 밭에서 흔히 재배하며
우리나라는 삼국시대 때부터 재배한 기록이 있다.

• • •

01. 무는 조선무와 일본무가 있다. 조선무는 김장 담글 때 흔히 보는 무
이고, 일본무는 단무지를 담글 때 사용한다. 조선무, 일본무, 총각무,
열무는 식물학적으로 보면 사실상 같은 품종이다.

02. 무에는 '티오글루코사이드' 성분이 있어 매운 맛을 내고, 이 성분은
항암에 효능이 있다.

03. 무는 소화불량, 가래, 해수, 비출혈, 당뇨, 식욕부진, 유종, 해독에 좋
은데 특히 담배 해독에 좋다.

04. 무는 장기간 보관할 수 있는 채소이다. 가을에 수확한 무는 땅 속에
동해 피해를 받지 않도록 움을 짓고 저장하면 다음해까지 저장할 수
있을 정도로 장기간 저장이 가능하다.

05. 가정에서 무를 장기간 보관하려면 무말랭이를 만드는 것이 좋다. 약
1cm 두께로 자른 뒤 햇볕에 5일 정도 건조시키면 무말랭이가 된다.

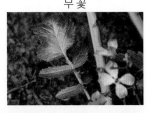
무 꽃

달콤새콤한 참 맛있는 무 피클
쌈무 장아찌

요즘 인기 있는 쌈무는 밥도둑이 따로 없을 정도로 새콤달콤
한 맛이 일품이다. 쌈무 장아찌는 피클을 담그는 것과 비슷한 방
식으로 담근다.

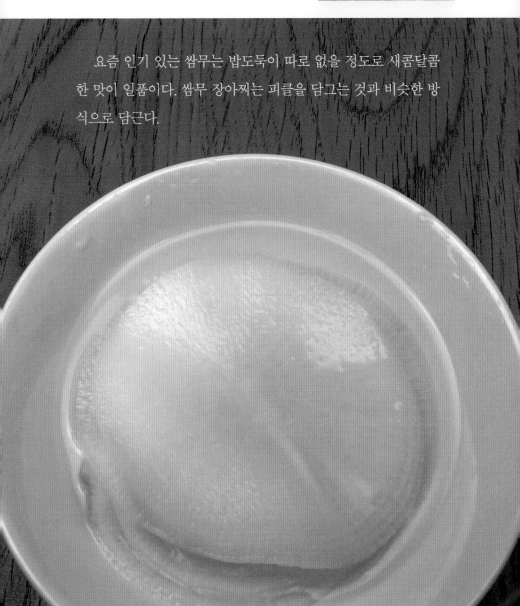

쌈무 장아찌 & 단무지 레시피

쌈무 장아찌는 간장을 사용하지 않고 식초와 설탕으로 담그는 장아찌이다. 단무지는 쌈무 장아찌와 비슷한 방식으로 담그지만 치자 열매나 오미자 액이 필요하다.

재료 : 무(일본무) 1개
양념 1 : 사과식초 1컵, 물 2컵, 설탕 1/2컵, 소금 2티스푼
양념 2 : 물 1컵 반, 식초 1컵, 설탕 1컵, 소금 1티스푼, 치자열매 3~5개 (또는 오미자액 1/3컵)

 무를 세척한 뒤 껍질을 벗긴다. 채칼로 무를 얇게 슬라이스한다. 냄비에 식초를 제외한 양념을 담고 팔팔 끓여서 설탕물을 만든다. 단 것을 좋아하지 않으면 설탕을 1/3컵만 넣는다.

 설탕물에 식초를 붓고 식초물을 만든다. 용기를 소독한 뒤 채칼로 썬 무를 켜켜이 담고 뜨거운 식초물을 붓는다. 냉장실에 넣은 뒤 섭취하는데 보통 3일 뒤 새콤달콤한 간이 스며든다. 식탁에 내올 때는 그대로 내온다.

 단무지는 무 1개를 김밥에 넣는 크기보다 조금 크게 썰어서 준비한다. 소금 한 줌을 뿌려 4~5시간 꼬들꼬들하게 절인 뒤 찬물에 행군다.

 양념 2를 끓인 뒤 뜨거울 때 무가 있는 용기에 붓고 며칠 동안 냉장실에서 숙성시키면 단무지처럼 물이 든다.

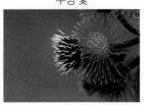
우엉 꽃

항암, 변비, 다이어트에 좋은
우엉 장아찌

우엉은 이뇨에 좋을 뿐만 아니라 변비에 좋아 다이어트 음식으로 유명하다. 또한 해독 기능이 탁월해 항암, 노화예방에도 뛰어난 식품이다.

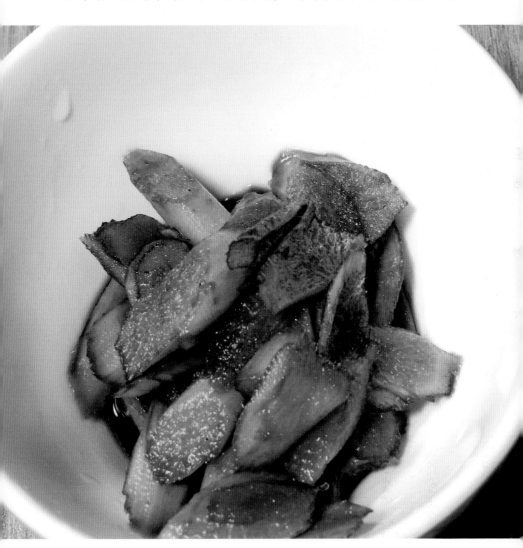

우엉 간장 장아찌 레시피

우엉 뿌리는 조림이나 볶음으로 즐겨 먹지만 우엉 특유의 향긋한 향미가 사라진다. 우엉을 아삭한 식감으로 섭취하려면 장아찌가 좋은데 향긋한 향미와 함께 쌉싸름하고 맛있게 즐길 수 있다.

재료 : 우엉 뿌리 2줄
양념 : 간장 2컵, 물 1컵 반, 설탕 1컵, 매실청 1컵, 식초 1/2컵, 소주 1/2
　　　컵, 다시마 2조각

 우엉의 껍질을 벗기지 않고 칼등으로 긁어서 이물질을 제거한다. 식초 1스푼을 탄 물에 우엉을 담갔다가 깨끗이 세척한 뒤 물기를 빼준다.

 우엉을 도마에서 동전처럼 얇고 비스듬하게 자른다. 식초와 소주를 제외한 양념을 냄비에 담고 장물을 팔팔 끓인다.

 소독한 용기에 우엉을 켜켜이 담고 그 위에 뜨거운 장물을 붓는다. 우엉이 뜨지 않도록 무거운 것으로 눌러주고 뚜껑을 닫는다.

 냉장실에 보관한 뒤 일주일 뒤에 섭취하면 아삭하고 특유의 우엉 향미가 난다.

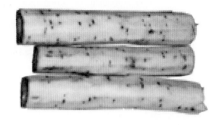

우엉의 특징과 영양 성분 백서

국화과의 두해살이풀인 우엉은 주로 뿌리를
가식하지만 어린 잎도 나물로 섭취할 수 있다.

• • •

01. 우엉의 원산지는 중국 북동부~시베리아 일대이다. 국내에서는 재배
하던 우엉이 산야에 널리 퍼졌다.

02. 우엉의 영양 성분은 뿌리껍질에 많이 함유되어 있는데 뿌리의 주성
분은 사포닌과 이눌린이다.

03. 우엉은 조림, 볶음, 김밥에 넣어 섭취하거나 햇볕에 건조시킨 후 우
엉차로 우려마실 수 있다.

04. 우엉은 소염, 방광염, 이뇨, 항암, 변비, 다이어트에 좋다. 우엉의 약성
을 그대로 섭취하려면 가급적 뿌리껍질도 같이 섭취하고 우엉 뿌리
의 끈쩍거리는 물질인 리그닌 성분도 함께 섭취하면 더 좋다. 리그닌
성분은 항암, 해독, 노화예방에 좋다.

05. 우엉을 일주일 이상 보관하려면 랩으로 싸서 냉장 보관하고 더 오랫
동안 보관하려면 식초물에 데친 뒤 냉동실에 보관한다.

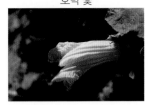
호박 꽃

기를 보하고 해독에 좋은
애호박 장아찌

된장국에 넣어 먹는 애호박을 아삭한 식감으로 섭취하려면 장아찌로 담그는 것이 좋다. 이때의 애호박 장아찌는 짜거나 시큼하지 않도록 담그는 것이 좋다.

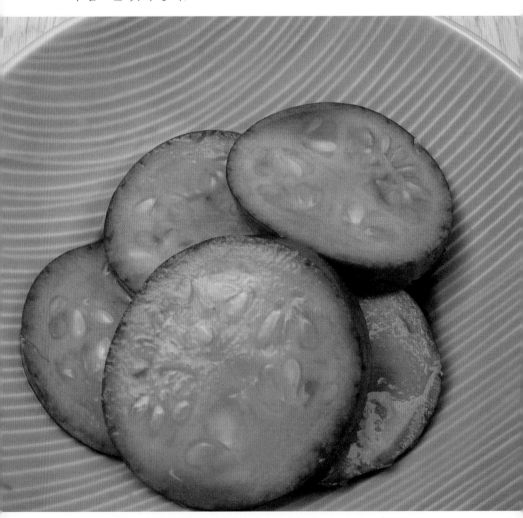

애호박 간장 장아찌, 된장 장아찌 레시피

애호박 장아찌는 애호박을 꼬들꼬들하고 아삭한 맛으로 즐길 수 있게 한다. 의외로 간간하고 맛있는 장아찌 중 하나이다. 한번 만들어 놓으면 끼니마다 애호박을 데치고 볶는 시간을 절약할 수 있는 좋은 밑반찬 중 하나이다.

재료 : 애호박 1개

양념 : 간장 1컵, 물 1컵, 설탕 1컵, 식초 1/2컵, 청양고추 1개, 표고버섯 1개, 다시마 2조각

 애호박을 깨끗이 세척한 뒤 얇게 썰어놓는다. 식초를 제외한 준비한 양념을 냄비에 담고 팔팔 끓여서 장아찌 장물을 만든다.

 용기에 애호박을 담고 조금 식힌 장아찌 장물과 식초를 붓는다. 식초는 적게 넣는다. 애호박이 가라앉도록 무거운 것으로 눌러주고 뚜껑을 닫는다. 하루 동안 숙성한 뒤 바로 섭취할 수 있다.

 더 장기간 보관하려면 이틀 뒤 용기에서 장물만 걸어내어 팔팔 끓인 뒤 다시 붓는다.

 애호박 된장장아찌는 애호박을 길이로 4등분한 뒤 안쪽을 긁어낸 후 소금을 뿌려 햇볕에 건조시킨다. 된장 속에 안 보이도록 묻어두고 15일 뒤 꺼내어 얇게 썰어서 다진 마늘과 함께 참기름무침으로 먹는다.

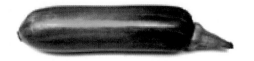

애호박의 특징과 영양 성분 백서

박과의 덩굴성 한해살이풀인 애호박은 동양계 호박
(Cucurbita moschata)의 개량종 품종의 하나로
덜 여문 호박의 하나이다. 비슷한 호박으로는
풋호박이 있다. 이름은 동양계이지만 원산지는 중미 멕시코이다.

• • •

01. 애호박과 비슷한 모양의 기다란 호박인 주키니 호박은 페포계 호박
(Cucurbita pepo)으로서 원산지는 남미이다.

02. 호박죽으로 유명한 단호박은 서양계 호박(Cucurbita maxima)이며
원산지는 북미이다.

03. 호박은 공통적으로 보중익기, 해독, 살충, 늑막염, 신경통, 임병, 진
통, 이질, 황달, 월경불순, 당뇨, 백일해, 경풍, 초기 감기, 혈액순환에
효능이 있다. 호박은 뿌리와 줄기는 물론 씨앗까지 약용할 수 있다.

04. 애호박은 랩으로 감싼 뒤 냉장실에 보관하면 20일 정도까지 보관할
수 있다. 20일 이상 보관하려면 조리하기 좋은 크기나 국거리용의 깍
두기 모양으로 자른 뒤 냉동실에 보관하면 된다. 이때 주먹밥 크기만
큼 지퍼백에 담아 납작하게 하여 냉동실에 넣어두면 나중에 해동할
때 편리할 뿐만 아니라 한두 달 정도는 저장할 수 있다.

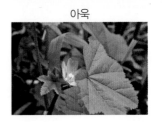
아욱

노인의 허약한 몸에 좋은
아욱 장아찌

아욱은 주로 된장국으로 섭취하지만 쌀죽에 넣는 채소로도 좋은
재료이다. 간장으로 담그는 아욱 장아찌는 조금 질기지만 밑반찬으로
안성맞춤이다.

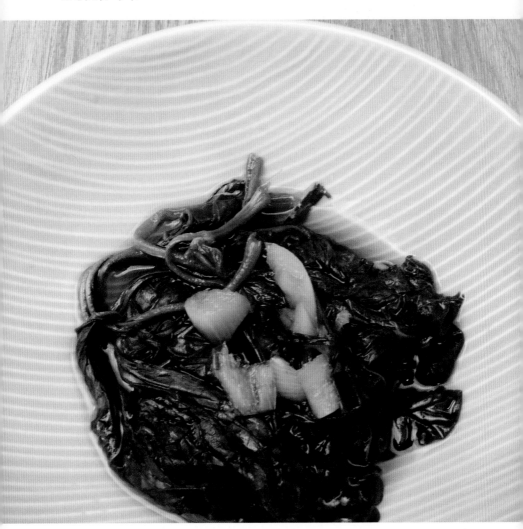

아욱 간장 장아찌 레시피

아욱 장아찌는 아삭한 맛으로 즐기는 장아찌이다. 장아찌 중에서는 비교적 식감이 질긴 편이다.

재료 : 아욱 1단
양념 : 간장 2컵, 물 2컵, 설탕 1컵, 매실청 1컵, 식초 1컵 반, 청양고추 1~2개, 표고버섯 1~2개, 다시마 2조각, 양파 1/2쪽

 아욱을 깨끗이 세척한 뒤 두터운 줄기는 제거한다. 식초를 제외한 준비한 양념을 냄비에 담고 팔팔 끓인다.

 소독한 용기에 아욱을 담고 뜨거운 장아찌 장물과 식초를 붓는다.

 아욱이 가라앉도록 무거운 것으로 눌러주고 뚜껑을 닫는다. 냉장실에서 이틀 동안 숙성시킨 뒤 장물만 걸어내어 팔팔 끓인 후 식한 장물을 다시 붓는다.

 냉장실에 보관하면서 아욱 색깔이 간장색으로 짙어지면 섭취한다.

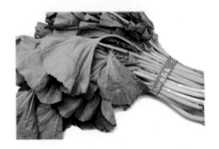

아욱의 특징과 영양 성분 백서

중국에서 오채의 하나인 아욱은 영양의
보고라는 뜻에서 '채소의 으뜸'이라고 하였다.

• • •

01. 아욱은 가을에 섭취하면 맛있는데 특히 아욱된장국을 잘 끓이면 집 나간 사람까지 돌아온다는 민간 전설이 있다.

02. 아욱과의 한해살이풀인 아욱의 유사종은 무궁화가 있다.

03. 아욱은 변비, 이뇨, 청열, 황달, 단독, 종기, 임병, 유즙부족, 유방염에 효능이 있고 몸이 허한 노인에게 좋다. 채소 중에서는 단백질 함량과 섬유질 함량이 높기 때문에 배를 채우고 소장과 위장 운동을 강화하고 변비에 특히 좋다.

04. 아욱을 오랫동안 저장하려면 신문지로 감싼 뒤 냉장실에 넣어둔다. 냉장실보다 더 오래 저장하려면 세척한 아욱에 소금을 뿌린 뒤 박박 문지르면 거품 물이 나오는데 이때 찬물에 깨끗하게 행군 뒤 물기가 있는 상태에서 주먹밥 크기로 만들어 지퍼백에 담아 냉동실에 넣어둔다.

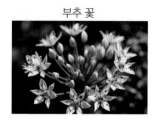
부추 꽃

스태미너 식품으로 유명한 채소
부추 장아찌

시장에서 흔히 볼 수 있는 부추는 정구지라고도 부른다. 부추
는 예로부터 스태미너에 좋은 식품이라고 알려져 있는데 특히 봄
에 섭취할 경우 맛뿐만 아니라 원기회복에도 좋다.

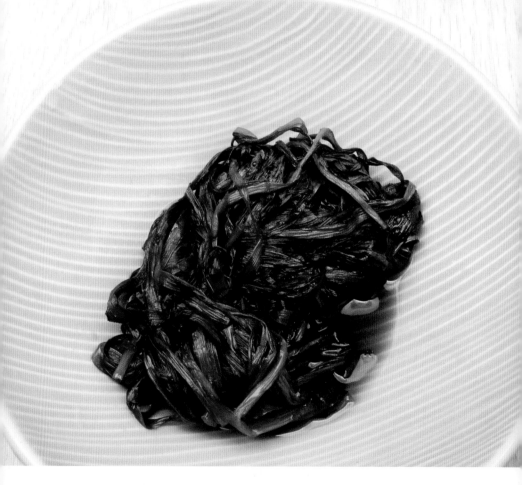

부추 간장 장아찌 레시피

　부추 장아찌는 조금 질긴 식감이지만 스태미너에 좋다고 하므로 꾸준히 섭취하는 것이 좋다.

재료 : 부추 1단
양념 : 간장 1컵, 물 1컵, 설탕 1컵, 식초 1컵, 청양고추 1개, 다시마 2조각

 부추를 깨끗이 세척한 뒤 줄기 끝의 변색된 부분을 잘라서 버린 뒤 먹기 좋은 크기로 자른다. 식초를 제외한 준비한 양념을 냄비에 담고 팔팔 끓인다.

 소독한 용기에 부추를 담고 뜨거운 장아찌 장물과 식초를 붓는다.

 부추가 가라앉도록 무거운 것으로 눌러주고 뚜껑을 닫는다. 냉장실에서 이틀 동안 숙성시킨 뒤 장물만 걷어내어 팔팔 끓인 후 식힌 장물을 다시 붓는다.

 냉장실에 보관하면서 부추색이 짙어지면 섭취한다.

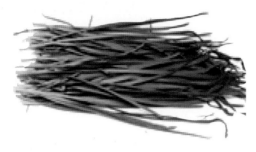

부추의 특징과
영양 성분 백서

백합과의 여러해살이풀인 부추는 예로부터 요슬(腰膝)에
좋을 뿐만 아니라 고정(固精)을 한다 하여 정력에 좋은 채소로 유명하다.

• • •

01. 부추의 이명인 정구지(精久持)는 부부의 정을 오래도록 유지시켜 준다는 뜻에서 붙은 이름이다.

02. 부추의 톡 쏘는 향은 마늘에 함유된 성분과 같은 성분인 황 화합물을 함유하고 있기 때문이다.

03. 부추는 달래, 파, 마늘, 생강과 함께 오신채라고 하여 불가에서는 부추의 섭취를 금기시한다.

04. 부추는 예로부터 봄에 먹는 부추가 가장 맛있다고 알려져 있다.

05. 부추의 주요 효능은 대하, 지혈, 요슬(허리와 무릎)을 부드럽게 하고 고정(허약자의 정력을 보하는 효능)을 한다. 기를 잘 흐르게 하고 모발을 나게 할 뿐만 아니라 혈뇨, 빈뇨, 당뇨, 치루 같은 항문 질환에도 효능이 있다.

06. 부추는 신문지로 감싼 뒤 비닐에 담아 냉장실에 저장하면 장기간 보관할 수 있다. 냉동실에 부추를 보관하면 서로 달라붙어서 덩어리가 되기 때문에 장기간 보관하는 목적에는 적합하지 않다.

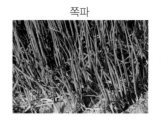
쪽파

감기, 성인병에 좋은
쪽파 장아찌

쪽파 장아찌는 락교와 비슷한 식감을 가지고 있기 때문에 조금은 질기지만 변비, 해독, 성인병 예방에 효능이 있으므로 장아찌로 담가 볼 만하다.

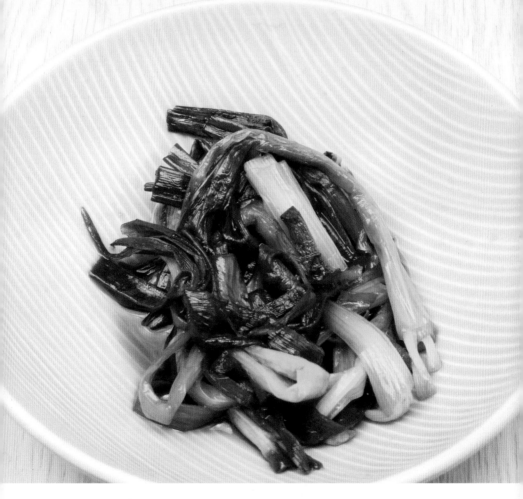

쪽파 간장 장아찌 레시피

쪽파 장아찌 역시 조금 질긴 식감이다. 밑반찬을 매일 만드는 것이 귀찮다면 쪽파 장아찌를 담가 볼 만하다.

재료 : 쪽파 1단
양념 : 간장 1컵, 물 3컵, 설탕 1컵, 매실청 1/2컵, 식초 1컵, 다시마 2조각

 쪽파를 깨끗이 세척한 뒤 뿌리 끝의 수염은 제거한다. 쪽파를 먹기 좋은 적당한 길이로 자른다. 필요한 경우 락교처럼 쪽파의 윗 부분은 된장국에 넣어 먹고 밑둥만 장아찌로 담근다.

 식초를 제외한 준비한 양념을 냄비에 담고 팔팔 끓인다.

 소독한 용기에 쪽파를 담고 뜨거운 장아찌 장물과 식초를 붓는다. 쪽파가 가라앉도록 무거운 것으로 눌러주고 뚜껑을 닫는다.

 냉장실에서 일주일 정도 숙성시킨 뒤 섭취한다.

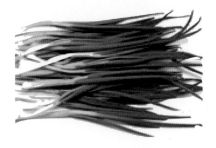

쪽파의 특징과 영양 성분 백서

백합과의 여러해살이풀인 쪽파는 양파와 샬롯(Shallot)의
교잡종 품종으로, 식물학적으로는 샬롯에 가까운 변이종 품종이다.

• • •

01. 인간이 쪽파를 섭취하기 시작한 것은 기원전 이전으로 우리나라에는
삼국시대 때 전래된 것으로 추정된다.

02. 파김치, 파전, 파강회의 주요 재료인 쪽파는 볶음요리, 국물요리에서
대파 대용으로 사용할 수 있지만 매운 정도는 대파보다 순하다. 쪽
파는 유적전적으로 양파와 비슷하므로 익힐수록 단맛이 강해진다.

03. 쪽파와 비슷한 모양의 실파는 대파가 모종일 때 수확한 것이므로 쪽
파와는 관련성이 없다.

04. 쪽파의 성분은 대파와 거의 비슷하므로 효능도 대파와 비슷하다. 감
기, 초기 풍병, 중풍, 종기, 발한, 변비, 복통, 설사, 해독, 성인병 예방
에 효능이 있다.

05. 쪽파는 대파와 달리 상온에서 비교적 쉽게 상한다. 장기간 보관하려
면 신문지로 감싼 뒤 비닐에 담아 냉장실에 넣는다. 냉동실에 보관하
려면 쪽파를 깨끗이 손질하여 먹기 좋은 크기로 잘게 썬 뒤 지퍼백
에 담아 보관한다.

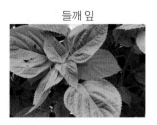
들깨 잎

기침, 가래에 좋은
깻잎 장아찌

깻잎은 가정에서도 흔히 보는 가장 인기 있는 밑반찬이다. 보통 고
춧가루를 넣지 않지만 여기서는 깻잎에 고춧가루를 넣어 장아찌를 담
가 보았다.

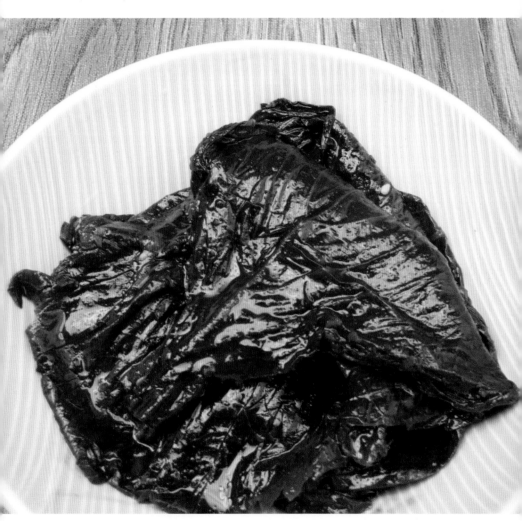

깻잎 간장 장아찌 레시피

깻잎 장아찌는 조금 질긴 식감이지만 특유의 향미가 있어 잃어버린 밥맛을 되찾게 한다.

재료 : 깻잎 240장 (500g)
양념 : 간장 1컵 반, 물 2컵, 설탕 1컵, 매실청 1/2컵, 식초 1컵, 다시마 2조각, 마늘 10개, 청양고추 3개, 멸치 몇 개, 고춧가루

 깻잎을 깨끗이 세척한 뒤 꼭지 부분의 오염된 부분은 잘라낸다. 마늘과 고추는 얇게 슬라이스한다.

 식초와 고춧가루를 제외한 양념을 전부 냄비에 담고 팔팔 끓인다. 용기에 깻잎을 반쯤 겹치게 번갈아가면서 담고 미지근한 장아찌 장물과 식초를 붓는다.

 마늘 조각과 청양고추는 버리지 않고 함께 담고 멸치는 버린다. 고춧가루를 깻잎 사이에 조금씩 뿌려준다. 깻잎이 가라앉도록 무거운 것으로 눌러준다.

 냉장실에 넣어둔 뒤 하루 뒤부터 섭취한다.

체크포인트

깻잎 장아찌를 조금 담글 때는 뜨거운 장물을 부어도 되지만 대량으로 담글 경우에는 깻잎이 물러지지 않도록 장물을 식히거나 미지근할 때 붓는다.

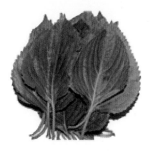

깻잎의 특징과 영양 성분 백서

깻잎은 꿀풀과의 한해살이풀인 들깨의 연한 잎이다. 흔히 차즈기라고 불리는 소엽(자소)과 구분하기 위해 한자로 백소엽(白蘇葉)이라고 부른다.

• • •

01. 깻잎의 종자는 들깨, 들깨에서 채취한 기름은 들깨기름이라고 한다.

02. 참깨의 잎사귀는 깻잎과 엄연히 다르고 더러 식용하기도 하지만 일반적으로 참깨 잎은 식용하지 않는다.

03. 깻잎을 가식하는 나라는 전 세계에서 우리나라와 일본, 터키 등인데 일본에서는 귀한 채소이고, 터키산 깻잎은 향이 매우 강해 생식하지 않는다.

04. 깻잎은 통증을 멈추게 하고 소화불량, 임산부의 안태에 효능이 있고 복부 동통, 가래, 해수, 천식, 변비에 좋다.

05. 생깻잎을 장기간 보관하려면 1단씩 주방타월로 몇 번 감싼 뒤 냉장실에 넣어둔다. 더 오랫동안 보관하려면 살짝 데친 후 물기를 짠 뒤 지퍼백에 소분하여 냉동실에 넣어두는데, 이 경우의 깻잎은 해동한 뒤 무침요리나 찌게거리로 사용할 수 있다.

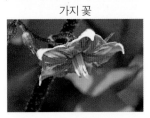
가지 꽃

노화예방, 시력에 좋은
가지 장아찌

가지 장아찌는 아삭하고 쫀득한 식감이 있다. 가지는 껍질에 영양 성분이 많으므로 장아찌를 담글 때는 껍질을 벗기지 않고 담근다.

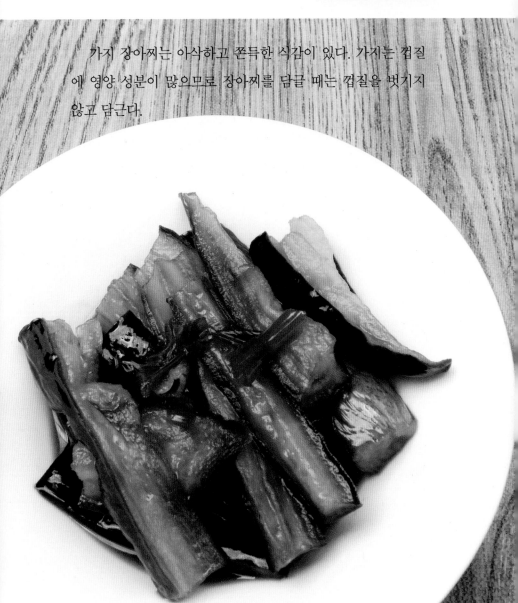

가지 간장 장아찌 레시피

　가지 장아찌는 가지의 부드러움이 살아 있을 뿐만 아니라 쫀득하고 아삭하다.

재료 : 가지 2개

양념 : 간장 1컵, 물 1컵, 설탕 1컵, 멸치액젓 1티스푼, 식초 1/2컵, 다시마
　　　2조각, 청양고추 2개

가지를 깨끗이 세척한 뒤 꼭지는 버리고 기다란 깍두기 형태로 자른다. 청양고추는 반쪽으로 자른다.

식초를 제외한 양념을 전부 냄비에 담고 팔팔 끓인다.

소독한 용기에 가지를 켜켜이 담고 뜨거운 장아찌 장물과 식초를 붓는다. 이때 다시마와 청양고추는 건져서 버린다. 가지가 가라앉도록 무거운 것으로 눌러주고 뚜껑을 닫는다.

냉장실에 넣어둔 뒤 하루 뒤부터 섭취한다. 이틀 뒤 장물만 따로 받아서 다시 끓인 뒤 식혀서 붓는다.

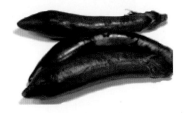

가지의 특징과
영양 성분 백서

인도 원산의 가지는 우리나라에서는 한해살이풀이지만
열대지방에서는 여러해살이풀로 취급한다.

● ● ●

01. 가지가 우리나라에 전래된 것은 삼국시대로 추정된다. 이때까지만 해도 중국은 일부 지방 외에는 가지를 가식하지 않았다. 지금은 전 세계에서 가지를 가식하는데 대표적으로 중국, 이탈리아, 터키 등이고 이들 나라들은 가지 요리가 매우 발전해 있다.

02. 우리나라는 가지를 찜이나 전, 데쳐서 식용하지만 해외에서는 볶음이나 튀김으로 많이 섭취한다. 가지 튀김은 바삭한 식감이 별미이다.

03. 가지는 시력, 변비, 피부미용, 치통, 혈변, 하혈, 부종, 혈액순환, 항암, 노화예방에 효능이 있다.

04. 가지 꼭지에는 항암 성분이 있다고 하여 민간에서는 가지 꼭지를 약용하기도 한다.

05. 가지를 냉장고에 보관하려면 신문지로 싸서 보관하는데 이 경우 2주일 정도 보관할 수 있다. 가지를 더 장기간 보관하려면 조금 두텁게 슬라이스한 뒤 햇볕에 바짝 건조시켜 지퍼백에 넣어 냉동실에 보관한다.

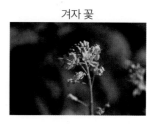
겨자 꽃

생선 식중독, 노화예방에 좋은
겨자 잎 장아찌

겨자 잎 장아찌는 적겨자 잎, 백겨자 잎으로 담글 수 있고 황겨자 잎도 무방하다. 적겨자 잎으로 담근 장아찌는 물컹하면서도 아삭한 식감에 약간의 겨자향이 나는 맛깔스러운 밑반찬이다.

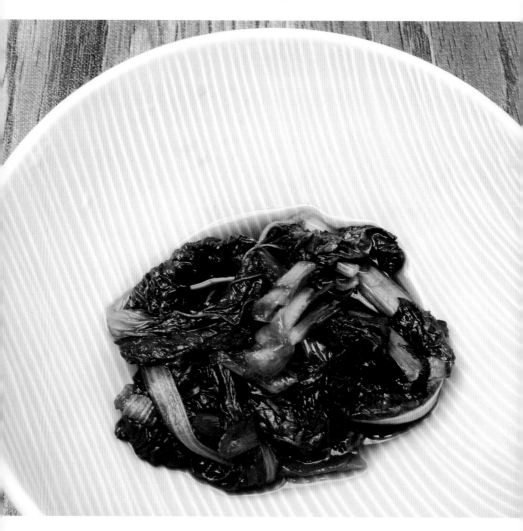

겨자 잎 간장 장아찌 레시피

 겨자 장아찌는 적겨자와 청겨자로 담글 수 있다. 청겨자로 담그면 겨자 맛이 강하고 적겨자로 담그면 겨자 맛이 연하므로 겨자 맛을 좋아하는 사람은 청겨자로도 장아찌를 담근다.

재료 : 적겨자 300g
양념 : 간장 1컵, 물 1컵, 설탕 1컵, 식초 1컵, 다시마 2조각, 청양고추 1개

 겨자 잎을 깨끗이 세척한다. 적겨자 잎의 경우 잎자루가 씹는 맛이 있으므로 버리지 않고 잎자루 끝의 변색된 부분만 잘라서 버린다.

 식초를 제외한 양념을 전부 냄비에 담고 팔팔 끓인다. 용기에 겨자 잎을 켜켜이 담고 장아찌 장물과 식초를 붓는다.

 이때 다시마와 청양고추는 건져서 버린다. 겨자 잎이 가라앉도록 무거운 것으로 눌러주고 뚜껑을 닫는다. 하루 동안 실온에서 성숙시킨다.

 하루 뒤 장물만 따로 받아서 다시 끓인 뒤 식혀서 붓는다. 냉장실에 보관하면서 필요한 만큼 덜어내어 반찬으로 준비한다.

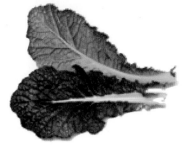

겨자 잎의 특징과 영양 성분 백서

겨자는 십자화과의 한두해살이풀이며 갓이나
유채의 친척에 해당하는 쌈채소이자 향신채이다.

• • •

01. 패스트푸드점에서 흔히 접하는 머스타드 소스는 겨자 분말을 주재료
로 하여 만든 소스로서 생선튀김과 특히 잘 어울린다.

02. 백겨자는 잎이 곱슬하다고 하여 곱슬겨자, 적겨자는 잎에 적색빛이
돈다고 하여 이름이 붙었다. 잎 모양이 열무 잎과 흡사한 황겨자는 겨
자 분말이나 겨자 소스, 겨자 오일 가공용으로 재배한다.

03. 겨자는 겨자의 종자로 만든 향신료, 와사비는 고추냉이의 뿌리로 만
든 향신료이다.

04. 겨자는 항염, 노화예방, 혈액순환, 식욕촉진, 면역력 증진에 좋고 생
선 식중독에 효능이 있다. 각종 생선요리를 조리할 때 겨자를 넣으면
생선 비린내를 없앨 수 있다.

05. 겨자 잎을 장기간 보관하려면 키친타월로 감싼 뒤 냉장실에 넣어둔다.

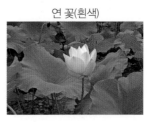
연 꽃(흰색)

혈액순환, 기와 혈을 보충하는
연근 장아찌

연근의 뿌리는 혈액순환에 좋고 피를 보하는 효능이 있다. 혈액순환이 좋지 않은 분이라면 짜지 않게 장아찌를 담그는 것이 좋다.

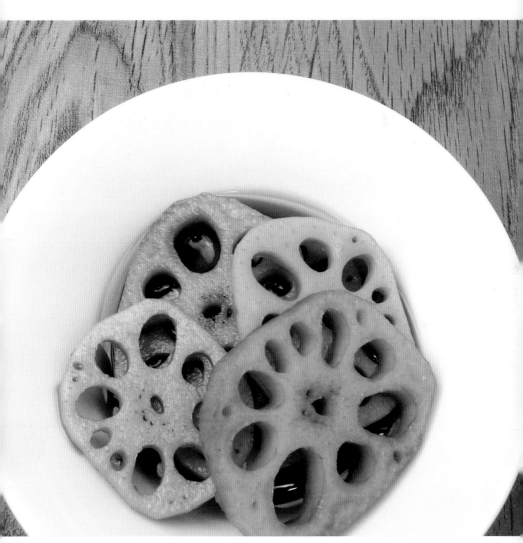

연근 간장 장아찌 레시피

　　연근 장아찌는 간이 잘 스며들지 않기 때문에 아예 끓이는 것도 생각해 볼 만하다. 끓여도 연근의 아삭한 맛은 사라지지 않는다.

재료 : 연근 300g
양념 : 간장 1컵, 물 1컵, 설탕 1컵, 식초 0.5컵, 다시마조각 2장, 멸치 5개

얇게 슬라이스한 연근이 발견되지 않도록 즉시 식초 1스푼을 넣은 물에 담그거나 쌀뜨물에 넣어둔다.

식초를 제외한 준비한 양념을 전부 냄비에 담고 팔팔 끓인다. 체에 걸러서 물기를 뺀 연근을 장물을 끓이고 있는 냄비에 붓고 다시 2분 정도 끓인다. 불을 끄고 연근 장아찌를 식힌다.

용기에 식힌 연근을 켜켜이 넣은 뒤 식힌 장아찌장물과 식초를 붓는다. 연근이 가라앉도록 눌러주고 뚜껑을 닫는다.

며칠 정도 숙성되면 아삭한 연근 장아찌가 된다. 기호에 따라 마늘쫑을 함께 넣어도 나름 괜찮다.

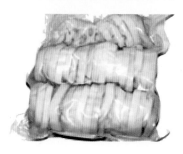

연근의 특징과 영양 성분 백서

연근은 연꽃의 뿌리를 말한다. 연근의 뿌리는 옆으로 기는
성질이 있는데 그 중 몇몇 뿌리의 끝 부분에 다육질의 연근이 생성
된다. 수련은 연근과 달리 굵고 짧은 잔뿌리가 사방으로 뻗는다.

• • •

01. 연꽃의 원산지는 인도~중국의 열대지방이다. 국내에는 연꽃 자생지
가 없지만 불교의 전래와 함께 연꽃도 함께 전래된 것으로 추정되어
전국에서 흔히 볼 수 있는 꽃이 되었다.

02. 삼국시대 유물인 '연꽃문수막새'는 고구려, 백제, 신라에서 골고루 출
토되었다. 따라서 연꽃은 이미 삼국시대 때 우리나라에서 많이 재배
하고 있었음을 증명한다.

03. 연꽃의 두툼한 뿌리인 연근은 생으로 섭취할 경우 혈액순환, 어혈,
해독에 효능이 있고 삶은 연근은 피와 기를 보충하는데, 어떤 식으로
섭취하건 변비에 좋다.

04. 연근은 절단된 상태이면 절단면이 바로 변색이 되므로 랩으로 한번
감싼 뒤 신문지로 감아서 냉장실에 보관하는데 이 경우 1~2주일 정
도 변색을 막을 수 있다. 연근을 냉동보관 하려면 소금물로 세척하여
식초 몇 방울을 뿌린 물에 데친 후 알맞게 소분하여 냉동실에 넣는다.

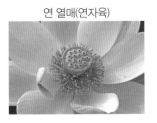
연 열매(연자육)

연근을 맛있게 먹기
연근 조림

조미료를 사용하지 않고 연근 조림을 만들 때는 연근의 단맛이 물엿에 의해 결정되므로 입맛에 맞게 물엿의 양을 가감하는 것이 매우 중요하다.

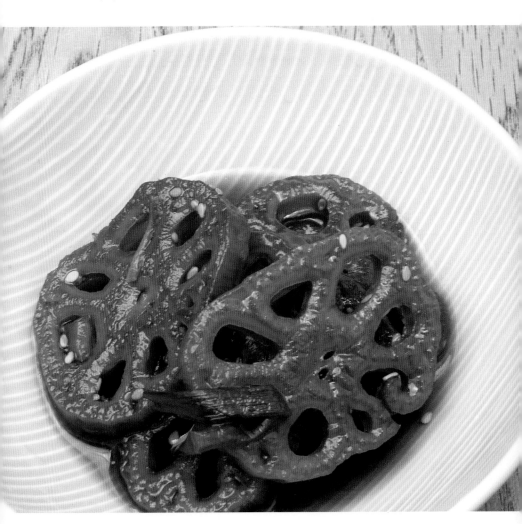

연근 조림 레시피

연근을 가장 맛있게 먹는 방법으로는 연근 조림이 있다. 조림류 반찬은 비교적 변질 속도가 늦기 때문에 몇 끼 분량을 만들어 밑반찬으로 챙겨놓는 것도 좋은 생각이다.

재료 : 연근 300g
양념 1 : 식초 1큰술, 소금 조금
양념 2 : 물 2.5컵, 다시마 3~4장
양념 3 : 간장 5큰술, 설탕 5티스푼, 다시마 3장, 매실청 2큰술,
양념 4 : 물엿 4큰술, 참기름 1큰술, 참깨

통 연근을 세척한 뒤 껍질을 벗기고 얇게 슬라이스한다. 물 2.5컵에 다시마 3~4장을 담고 육수로 끓인다.

육수가 끓기 시작하면 다시마를 건져낸다. 슬라이스한 연근을 물과 함께 냄비에 담고 양념 1을 추가한 뒤 3분 정도 데친 후 건져낸다.

냄비에 육수, 데친 연근, 양념 3을 담고 중불에서 40분 이상 졸이는데 물이 줄어드는 것을 봐가면서 졸이면 된다.

물이 거의 줄어들면 양념 4를 넣고 조금 더 졸이면 윤기가 나고 맛있는 연근 조림이 된다. 참기름은 맨 나중에 불을 끄고 추가한 뒤 조림을 몇 번 뒤섞어준다.

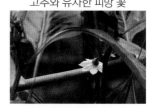
고추와 유사한 피망 꽃

상큼하고 맛있는
피망 장아찌

피망은 새콤한 맛과 함께 매운맛, 특유의 향미가 있다. 소금으로 장아찌를 절인 뒤 고추장으로 무쳐먹으면 피망을 오랫동안 맛있게 즐길 수 있다.

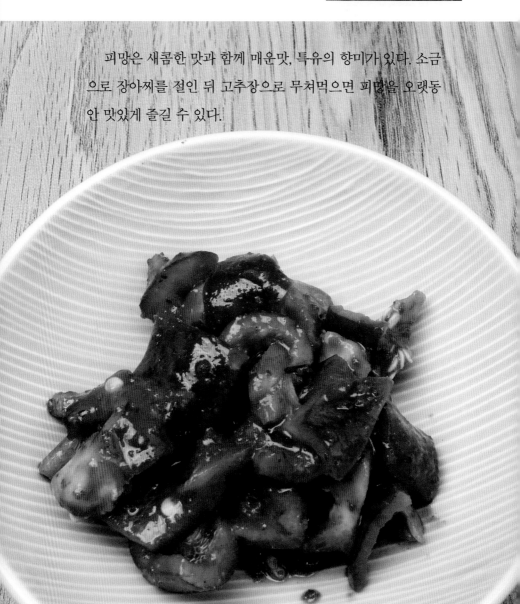

피망 소금장아찌 레시피

　피망 장아찌는 먼저 간장으로도 담글 수 있지만 간장색에 의해 비주얼이 나빠지므로 보통은 소금 장아찌로 담근 뒤 나중에 고추장으로 버무린다. 장아찌의 맛은 아삭하고 맛있다.

재료 : 피망 500g(5~6개)
양념 1 : 소금 1/4컵, 피망이 잠길 만큼의 물
양념 2 : 고추장, 고춧가루, 설탕, 다진 마늘, 참깨 적량

 피망을 세척한 뒤 꼭지를 떼어내고 반쪽으로 자른다. 용기에 피망을 켜켜이 넣는다.

 피망이 잠길 만큼의 물과 소금을 혼합한 뒤 용기에 붓는다. 피망이 가라앉도록 무거운 것으로 눌러주고 뚜껑을 닫는다.

 하루 동안 상온에서 숙성시키면 피망이 조금씩 절여진다. 피망을 꺼내어 찬물에 몇 시간 정도 담가서 짠맛을 우려낸다. 우려낸 피망의 물기를 제거한 뒤 먹기 좋은 크기로 썰어놓는다. 썰어놓은 피망을 양념 2로 버무린다.

 버무린 피망을 용기에 켜켜이 놓고 그 위에 고추장으로 덮어서 공기가 통하지 않도록 하면 장기간 변질되지 않아 맛있게 섭취할 수 있다.

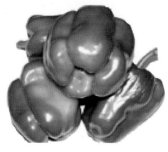

피망의 특징과 영양 성분 백서

피망은 고추의 변종으로 고추의 자손뻘에 해당하는
열매 채소이고 피망의 변종은 파프리카라고 한다.

• • •

01. 피망과 파프리카의 다른 점은 피망은 조금 매운 맛이 있기 때문에 고
추 대용으로 사용할 수 있는 반면 파프리카는 매운 맛이 없기 때문
에 샐러드 용도이다.

02. 피망과 파프리카는 영양 성분이 다르다. 파프리카는 색깔에 따라 영
양 성분이 조금 다르므로 목적에 맞는 것을 장아찌로 담그는 것도 좋
은 생각이다.

03. 피망은 일제강점기 때 국내에 도입된 후 잠깐 재배되었다가 사라졌
는데 1980년부터 고소득 농작물로 재배되기 시작하였다.

04. 피망은 비타민 성분이 많이 함유되어 있다. 피로회복, 피부미용, 고
혈압에 좋으며 색깔에 따라 영양 성분이 조금씩 다르다. 보통 육류를
볶을 때 함께 넣으면 육류의 나쁜 요소를 해독해 준다.

05. 피망은 고추와 달리 쉽게 물러지는 특색이 있다. 피망을 오랫동안 보
관하려면 랩으로 싼 뒤 지퍼백에 넣어 냉장실에 보관한다.

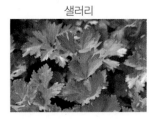
샐러리

항암, 노화예방에 좋은
샐러리 장아찌

샐러리 장아찌는 간장을 순하게 하여 피클 비슷하게 담그는 것이 좋다. 아삭하게 씹히는 식감이 좋아서 아주 맛있는 장아찌 중 하나이다.

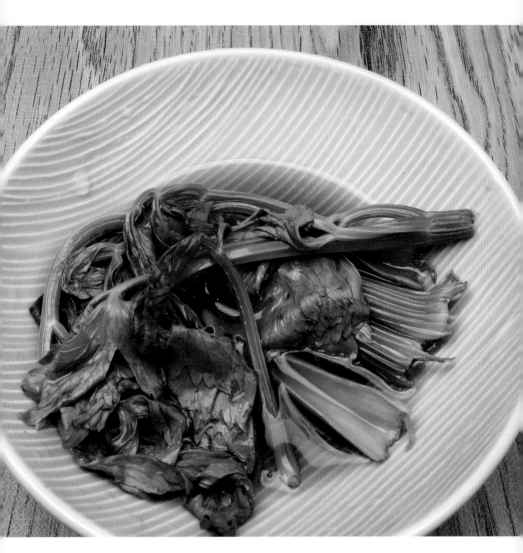

샐러리 간장 장아찌 레시피

샐러리는 그 자체가 해독 채소이자 서양의 주방에서는 없어서는 안 되는 양념 채소이다. 어느 요리에서도 잘 어울리는 식재료이므로 피클 맛과 비슷한 샐러리 장아찌를 준비했다.

재료 : 샐러리 500g
양념 : 간장 1컵, 물 4컵, 설탕(또는 매실청) 2컵, 소주(청주) 1/2컵, 사과 식초 2컵

 샐러리를 깨끗이 세척한 뒤 10cm 길이로 자르되 줄기는 나중에 아주 연해지므로 버리지 않고 장아찌로 담근다.

 준비한 양념에서 식초를 제외한 것을 모두 냄비에 담고 팔팔 끓여서 장아찌 장물을 만든다.
장아찌 장물의 간을 보되 약간 짭짤한 맛을 원하면 간장 1/2~1컵을 추가해서 끓인다.

 용기에 샐러리를 담고 그 위에 팔팔 끓인 장아찌 장물과 식초를 넣되 덜 시큼한 맛을 원하면 식초 1/2~1컵을 제외한다. 샐러리 잎이 가라앉도록 눌러주고 뚜껑을 닫는다.

 하루 정도 익히면 아삭하고 시큼한 샐러리 장아찌가 만들어진다. 기호에 따라 피망, 당근을 같이 넣을 수 있다.

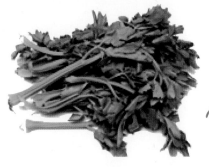

샐러리의 특징과 영양 성분 백서

샐러리는 산형과의 한두해살이풀이며 우리나라의
유사종으로는 미나리, 당근 등이 있지만 맛은 전혀 다르다.

• • •

01. 서양요리에서의 샐러리는 주방 요리에서 가장 많이 사용하는 채소로
   서 각종 국물요리의 국물을 내는 용도와 샐러드 요리, 볶음요리에 사
   용하는데 특히 볶음요리에 많이 사용한다.

02. 샐러리는 향이 좋고 맛이 부드럽기 때문에 각종 육류요리를 중화시키
   는 채소로 좋고 독성이 없어 해독 주스로도 인기만점이다.

03. 예컨대 사과 주스를 만들 때 샐러리 잎을 한두 가닥 넣으면 사과 주
   스 맛이 더 좋아진다.

04. 샐러리는 주방 채소인 동시에 허브(약초) 식물로도 유명하다. 샐러
   리는 다이어트, 변비, 혈압강하, 감기, 항암, 노화예방에 효능이 있지
   만, 단점은 혈액순환이 좋지 않은 사람은 적게 섭취하는 것이 좋다.

05. 컵에 축축한 신문지를 깔고 그 곳에 샐러리를 꽂아놓으면 대파를 기
   르는 것처럼 오랫동안 보관할 수 있다. 필요한 분량만큼 줄기를 떼어
   서 요리에 사용하면 된다.

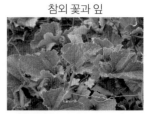
참외 꽃과 잎

여름 더위먹었을 때의 치료약인
참외 장아찌

참외를 장아찌로 담그면 단맛은 조금 사라지지만 두툼하고 아삭한 식감은 살아 있어 의외로 맛나다. 한꺼번에 많이 담그는 것도 좋지만 일주일치 분량을 담가서 밑반찬으로 먹으면 괜찮다.

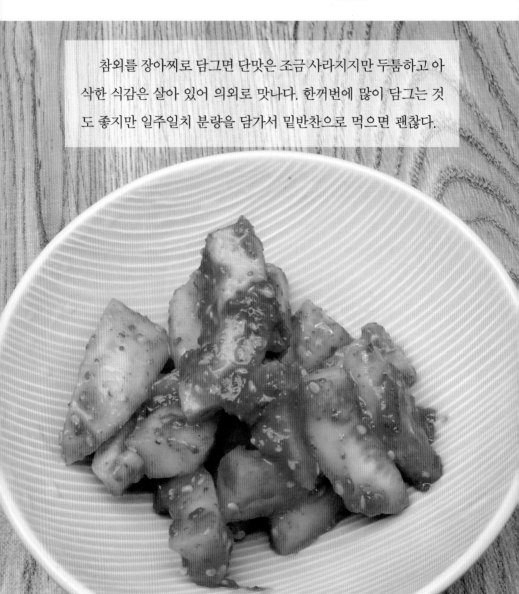

참외 소금 장아찌 레시피

참외 장아찌는 참외를 통째로 소금물에 절인 뒤 필요한 분량만큼 꺼내어 찬물에 우려낸 후 고추장이나 간장, 혹은 참기름으로 무쳐 먹는다.

재료 : 참외 5개

양념 1 : 소금 2/5컵, 참외가 잠길 만큼의 물

양념 2 : 고추장, 고춧가루, 설탕, 마늘, 참깨 각 적량

 참외를 깨끗이 세척하여 2~4쪽으로 나눈 뒤 속 알맹이는 수저로 긁어서 버린다.

 용기에 참외를 켜켜이 담고 참외가 잠길 만큼의 물과 소금을 혼합한 뒤 용기에 붓는다. 참외가 가라앉도록 무거운 것으로 눌러주고 뚜껑을 닫는다. 하루 동안 상온에서 숙성시키면 참외가 조금씩 절여진다.

 참외를 전부 꺼내어 찬물에 서너 시간 정도 담가서 짠맛을 우려낸다. 만일 장기간 절인 참외라면 짠맛이 강하므로 찬물에 담근 뒤 냉장고에서 하루 정도 우려낸 후 요리에 사용한다.

 우려낸 참외를 먹기 좋은 크기로 썰어놓은 뒤 껍질을 칼로 벗기면 잘 벗겨진다. 썰어놓은 참외를 양념 2로 버무린다. 버무린 참외를 용기에 켜켜이 놓고 그 위에 고추장으로 덮어서 공기가 통하지 않도록 하면 장기간 변질되지 않고 섭취할 수 있다.

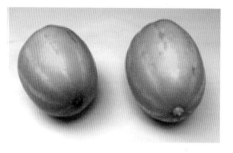

참외의 특징과 영양 성분 백서

참외는 박과의 멜론과 비슷한 채소 과일이다. 세계적으로는 우리나라에서 많이 먹고 많이 재배한다. 우리나라 외에 일본이 참외를 먹는 나라이지만 일본은 토양과 기온이 맞지 않아 좋은 참외가 나지 않는다.

• • •

01. 참외는 식물학적으로 볼 때 수박이나 멜론의 사촌지간이고 우리나라의 참외는 인도의 야생종이 전래되면서 자연 개량된 것으로 보고 있다.

02. 참외는 덩굴성 한해살이풀이므로 매년 씨앗을 뿌려야 열매를 수확할 수 있다.

03. 참외는 몸이 허한 사람은 약용에 적합하지 않다.

04. 참외의 약용 부위는 참외 꼭지, 씨앗, 참외 과실인데 주로 참외 꼭지에 약용 효능이 많다. 사지부종, 인후통, 어혈, 가래, 이뇨, 더위먹음, 가슴이 답답한 병증에 효능이 있고 폐와 장을 좋게 한다.

05. 참외를 오래 보관하려면 신문지로 감싼 뒤 지퍼백에 담고 냉장고에 넣어두면 시들지 않고 10일 정도 보관할 수 있다.

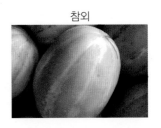
참외

참외 장아찌를 담그는 두 번째 방법
참외 간장 장아찌

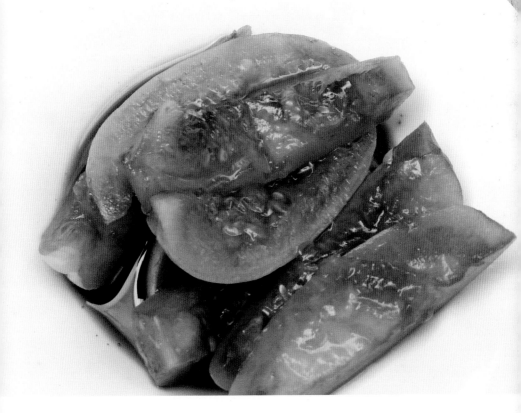

참외 간장 장아찌는 소금 장아찌와 달리 비주얼이 조금
나쁘지만 조리 방법은 소금 장아찌보다 조금 편리하다.

참외 간장 장아찌 레시피

　참외는 일반적으로 소금물로 절이는 것이 가장 좋지만 간장으로 담그는 것도 아삭한 식감이 살아 있다. 소금물 절임과 달리 간장 절임은 참외의 살색이 지저분해지는 단점이 있는데 아삭한 식감만큼은 살아 있다.

재료 : 참외 2개

양념 1 : 소금 적량

양념 2 : 간장 1컵, 물 1컵, 설탕 2/3컵, 식초 1/2컵

 참외를 깨끗이 세척하여 8~10쪽으로 나눈 뒤 속 알맹이는 수저로 긁어서 버린다. 굵은 소금을 조금 뿌린 뒤 참외를 건조시킨다.

 건조된 참외를 찬물에 가볍게 행군 뒤 용기에 참외를 켜켜이 챙겨 넣는다. 이때 참외의 껍질은 벗기지 않아도 된다.

 식초를 제외한 양념 2를 냄비에 담고 팔팔 끓인다. 뜨거운 장물을 참외에 붓고 참외가 가라앉도록 무거운 것으로 눌러주고 뚜껑을 닫는다.

 2~3일 정도 상온에서 숙성시키면 참외에 장물이 스며든다. 냉동실에 저장한 뒤 필요한 분량만큼 꺼내서 밑반찬으로 섭취한다. 비주얼은 조금 나쁘지만 아삭한 식감은 살아 있다.

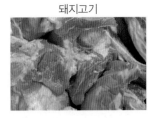
돼지고기

보신에 좋은
돼지고기 장조림

돼지고기 장조림은 햄과 비슷한 맛이기 때문에 어린이들이 특히
좋아한다. 어린이들의 영양 공급을 위해서라면 비계가 없는 살코기
위주로 장조림을 만드는 것이 좋다.

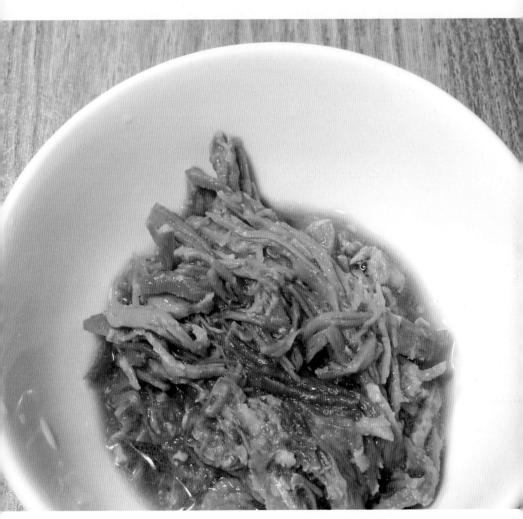

돼지고기 장조림 레시피

  돼지고기 장조림은 고기 냄새를 없애면서 삶는 과정, 돼지고기를 잘게 찢는 과정, 그리고 간장에 졸이는 과정이 필요하다.

재료 : 돼지고기 500g (안심)
양념 1 : 물 1L, 마늘 5쪽, 생강 1/4쪽, 설탕 1스푼
양념 2 : 간장 1컵 반, 설탕(또는 물엿) 적량
양념 3 : 메추리알(삶은 것), 마늘 적량
양념 4 : 꽈리고추, 참깨

 돼지고기를 손질해 기름기나 비계 부분은 제거하고 먹기 좋은 크기로 자른다.

 돼지고기와 양념 1을 냄비에 넣고 10분 동안 팔팔 삶는다. 이 때 끓이는 시간을 오랫동안 유지하면 고기가 더 부드러워진다. 삶은 돼지고기를 건져내고 냄비의 육수는 버린다. 삶은 돼지고기를 먹기 좋은 크기로 잘게 찢어놓는다.

 양념 2와 돼지고기를 넣고 졸여준다. 또는 앞에서 만들어진 육수에 양념을 넣고 졸여도 된다. 기호에 따라 양념 3을 함께 넣어서 졸여도 된다.

 거의 졸여지면 불을 끄고 기호에 따라 양념 4를 넣고 뒤집어 준다.

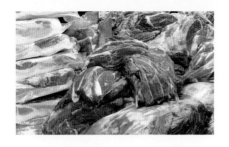

돼지고기의 특징과 영양 성분 백서

돼지는 태어난 지 6개월이 뒤면 100Kg 이상의 무게가 되기 때문에 고기를 얻기 위해 키운다. 세계적으로 9억 마리를 사육하고 있다.

• • •

01. 돼지고기는 무슬림을 믿는 중동, 서남 아시아, 북아프리카를 제외한 전 세계에서 널리 먹는 육류이다.

02. 돼지고기를 금기시한 종교는 사실 유대교에서 시작되었고 지금도 유대인들은 돼지고기를 먹지 않는다.

03. 돼지가 뱀에 강한 이유는 피부층이 두터워 독사가 물어도 독사의 독이 혈액에 전염되지 않기 때문이다.

04. 돼지고기는 기름기가 많은 삼겹살 부위를 제외한 다른 부위는 사실 기름기가 적은 편이고 담백질 함량이 우수한 완전 고담백 고기이다.

05. 돼지고기는 부위 별로 맛이 다르다. 인기가 있는 부위는 삼겹살이지만 등심과 안심은 돈가스 재료로 인기가 있다.

06. 돼지고기 장조림은 일반적으로 안심으로 하지만 다른 부위로도 할 수 있다. 이 경우 육질이 질긴 경우를 대비해 1시간 정도 삶아야 한다.

07. 돼지고기는 어린이의 성장발육, 빈혈, 해독, 피부미용에 좋다. 돼지고기를 건강식으로 섭취하려면 가급적 기름기가 없는 부위를 섭취한다.

Part 4.

가을 장아찌 & 장조림 레시피

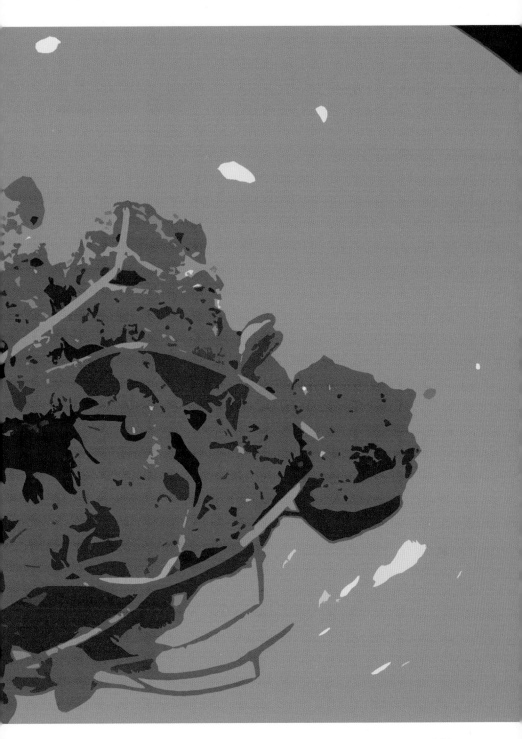

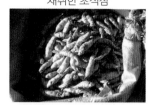

치매예방과 노인 허로에 좋은
초석잠 장아찌

치매에 좋은 초석잠은 중국산의 초석잠을 말한다. 장아찌로 담그는 초석잠은 중국산 초석잠을 사용하는데 아삭하고 새콤한 맛으로 즐길 수 있다.

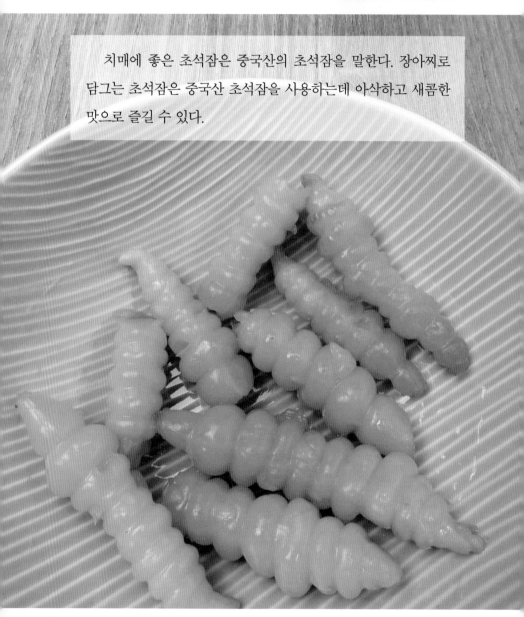

초석잠 간장 장아찌 레시피

초석잠 간장 장아찌는 간장을 적게 넣어 만든다. 아삭하게 씹히는 초석잠 장아찌는 아주 맛나지는 않으므로 맛보다는 몸에 좋은 음식이라는 생각하에 섭취한다.

재료 : 샐러리 300g
양념 : 간장 2/3컵, 물 1컵, 설탕 1/2컵, 사과식초 1/2컵, 마늘 몇 쪽

 초석잠은 두 가지 종류가 있는데, 뿌리의 모양이 소라 형태인 것이 더 효능이 높다. 지역 약재 상가에서 판매하므로 쉽게 구입할 수 있다.

 초석잠을 흐르는 물에서 굴곡 부분에 붙어 있는 흙 등을 솔로 문질러 깨끗이 세척한다. 준비한 양념에서 식초를 제외한 것을 모두 냄비에 담고 팔팔 끓여서 장아찌 장물을 만든다.

 소독한 용기에 초석잠을 담고 그 위에 뜨거운 장아찌 장물을 붓는다. 초석잠이 가라앉도록 눌러준 후 뚜껑을 닫아 냉장실에 넣어두고 3일 뒤부터 섭취한다.

 초석잠은 아삭하고 새콤한 식감 외에는 담백한 맛이기 때문에 기호에 따라 고추, 표고버섯, 다시마로 육수를 진하게 만든 뒤 담글 수도 있다.

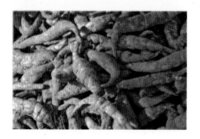

초석잠의 특징과
영양 성분 백서

초석잠은 중국에서 주로 수입하고 국내에서는 초석잠이
자생하지 않아 석잠풀의 뿌리를 초석잠 대용으로 약용하는데
둘 사이는 생김새는 비슷해도 약효는 엄연히 다르다. 치매에 좋은
초석잠은 중국산을 말하며 뿌리의 모양이 기다란 골뱅이 형이다.

· · ·

01. 약재상에서 초석잠을 구입할 때는 진짜 초석잠인지 파악하고 구입한
다. 국내에 유통되는 초석잠은 석잠풀 뿌리 외에 일본산 초석잠이 있
는데 뿌리의 흙을 제거하면 골뱅이의 모양이 조금씩 다르다.

02. 중국산 초석잠은 치매, 해독, 이뇨, 동맥경화, 해수, 자양강장에 효능
이 있는데 특히 치매예방에 좋은 약초라고 알려져 있다.

03. 우리나라에서 들판이나 밭둑에서 흔히 자라는 석잠풀의 뿌리 또한 초
석잠이라고 부르는데 정식 생약명은 광엽수소(廣葉水蘇)이고 가래,
부종, 해수, 이질, 백일해, 항균에 효능이 있다.

04. 초석잠은 변질될 수 있으므로 오랫동안 보관하지 말고 바로 장아찌
로 담그는 것이 좋다.

혈관 질환, 성인병 예방에 좋은
새송이 장아찌

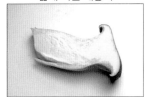
얇게 자른 새송이

새송이 장아찌는 저렴한 가격의 새송이버섯으로 만드는 장아찌이다. 버섯 특유의 부패 속도가 빠르므로 많이 담그기보다는 소량씩 조금씩 담가먹는 것이 좋다.

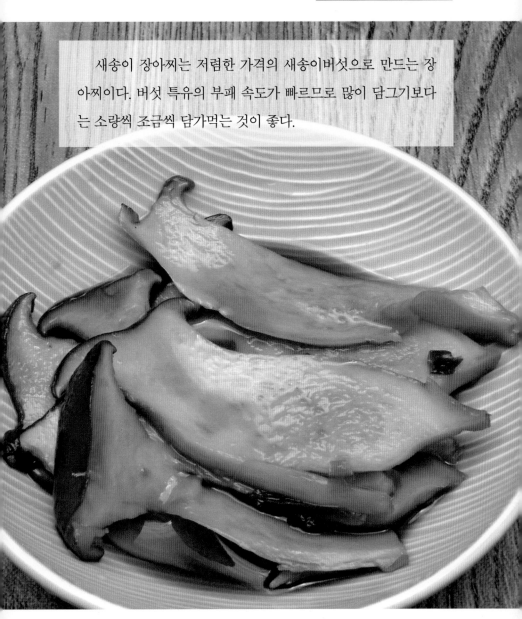

새송이 간장 장아찌 레시피

　새송이 간장 장아찌는 간장을 적게 넣어 만들거나 혹은 많이 넣어서 만들어도 상관없다. 쫀득하고 씹히는 식감이 좋은 장아찌이다.

재료 : 새송이 큰 것 5개
양념 : 간장 1컵, 물 2컵, 설탕 1컵, 사과식초 2/3컵, 소주(청주) 1/4컵, 마늘 몇 쪽, 청양고추 1개, 다시마 조각 1~2개

 새송이의 밑둥을 제거하고 이물질을 털어낸다. 버섯은 세척하지 않고 요리하지만 찝찝하면 흐르는 물에 가볍게 세척한다. 새송이를 세로 방향으로 얇게 슬라이스한다.

 준비한 양념에서 식초를 제외한 것을 냄비에 담고 팔팔 끓여서 장아찌 장물을 만든 뒤 다시마는 건져낸다.

 소독한 용기에 새송이를 켜켜이 담고 그 위에 뜨거운 장아찌 장물을 붓는다. 새송이가 가라앉도록 눌러주고 뚜껑을 닫아 냉장실에 넣어두고 6시간 뒤부터 꺼내 먹는다.

 쫄깃한 식감이기 때문에 육류 대용으로 섭취할 수 있다.

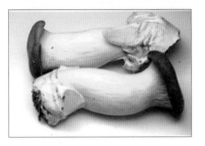

새송이의 특징과
영양 성분 백서

새송이버섯은 송이버섯류로 착각하기 쉽지만 사실은 큰느타리

버섯 종류이며 느타리과 버섯 중에서는 가장 큰 품종이다.

• • •

01. 남유럽~서남아시아~북아프리카 일대에서 자생하는 새송이버섯은
1990년대에 국내에 재배용 버섯으로 도입되면서 큼직한 크기와 독
특한 향, 쫄깃한 식감 때문에 인기를 끌기 시작했고 한때는 표고버섯
만큼 비싼 가격에 거래되었다.

02. 새송이버섯의 학명은 Pleurot us eryngii, 명문명은 King oyster
mushroom이다. 수명이 길고 특유의 향긋한 향이 나기 때문에 유럽
에서는 오래 전부터 식용해 왔다.

03. 자생지의 새송이버섯은 산지의 부식된 목재에서 자란다.

04. 새송이버섯은 콜레스테롤 수치를 낮추는 효능이 있으므로 혈관 질환
과 성인병 예방에 도움이 된다.

05. 새송이버섯을 장기간 보관하려면 신문지로 감싸서 지퍼백 안에 잘 밀
봉한 뒤 냉장실에 보관하는데 이 경우 2주일 정도는 저장할 수 있다.

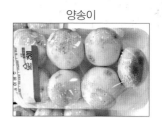
양송이

성인병 예방에 좋은
양송이 장아찌

양송이버섯 장아찌는 조금 새콤하게 담가도 좋다. 기본 식감이 쫀득하고 담백한 양송이는 장아찌 장물의 배합에 따라 새콤달콤하거나 짭조름한 맛을 즐길 수 있다.

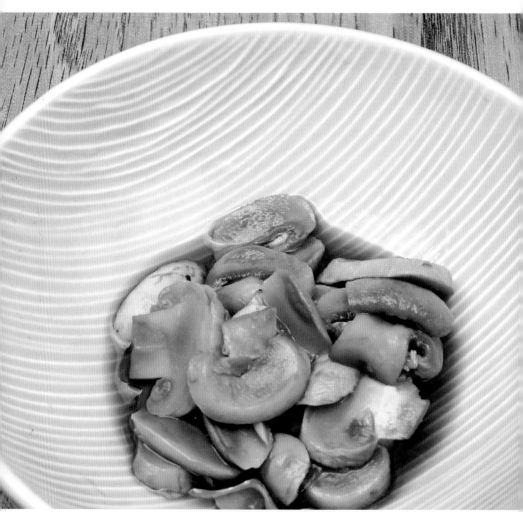

양송이 간장 장아찌 레시피

양송이 장아찌는 짜게 담그는 것보다는 중간 맛 혹은 연하게 담그거나 새콤하게 담그는 것이 좋다. 섭취할 때 가식 부위가 적기 때문에 여러 개씩 섭취하기도 하는데 이때 너무 짜면 섭취할 때 곤란해진다. 피클처럼 새콤하게 담가도 맛있는 장아찌 중 하나이다.

재료 : 양송이 500g

양념 : 간장 1/2컵, 물 1컵 반, 설탕 1컵, 소주 1/4컵, 식초 2/3컵, 마늘 몇 쪽, 청양고추 1개, 다시마 조각 1장, 멸치 몇 개

 양송이에서 이물질을 털어내고 줄기 밑둥에서 변색된 부분은 제거한다. 물에 세척하지 않아도 되지만 찝찝하면 가볍게 세척해 준다. 양송이를 얇게 슬라이스하고 물기를 제거한다.

 준비한 양념에서 식초와 소주를 제외한 것을 모두 냄비에 담고 팔팔 끓여서 장아찌 장물을 만든다.

 용기에 양송이를 켜켜이 담고 그 위에 뜨거운 장아찌 장물과 식초, 소주를 붓는다. 양송이가 가라앉도록 눌러준 후 뚜껑을 닫고 냉장실에 넣어둔다.

 6시간 뒤부터 섭취할 수 있는데 이때 용기를 한번 흔들어서 장물이 골고루 스며들도록 해준다.

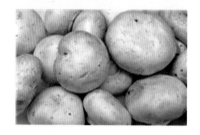

양송이의 특징과
영양 성분 백서

주름버섯과의 양송이버섯은 서양에서 최고로 인기가 있는 버섯으로 국내에는 식용 목적으로 도입되었다. 서양에서는 버섯에 관심이 없는 사람들도 요리를 통해 먹기 때문에 가장 많이 섭취하는 버섯 중 하나이다.

· · ·

01. 양송이는 말똥을 쌓아놓은 곳에서 흔히 출현하면서 사람들의 관심을 받았다.

02. 양송이버섯의 갓은 지름 5~10cm까지 자란다. 시장에서 접하는 양송이버섯은 갓이 벌어지기 전의 어린 버섯이다.

03. 양송이버섯 통조림은 먹기 좋은 크기로 슬라이스한 양송이 절반과 정제수 절반, 그리고 1% 미만의 소금, 구연산, 산화방지제를 넣은 제품이다. 정제수 자체가 불순물이 없는 순수한 물이므로 양송이를 그냥 덜어서 요리에 넣어도 된다.

04. 양송이버섯은 식용버섯 중 단백질 함량이 높은 버섯 중 하나이다. 콜레스테롤 저하, 항암, 소화에 좋다.

05. 양송이버섯은 상온에서 쉽게 물러지므로 신문지로 몇 개씩 싼 뒤 지퍼백 안에 담아 냉장실에 보관한다. 그럴 경우 보관 기간을 조금 연장할 수 있다.

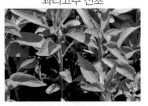
꽈리고추 전초

노화예방, 식욕을 촉진하는
꽈리고추 장아찌

꽈리고추 장아찌는 고추 장아찌와 달리 조금 순한 맛의 장아찌이
다. 된장과 버무리면 맛있게 먹을 수 있다.

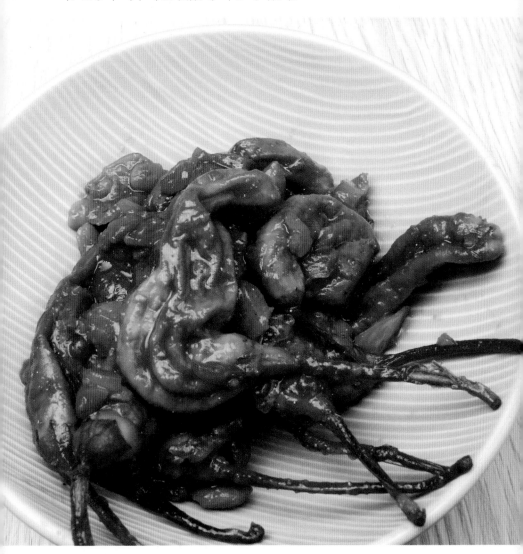

꽈리고추 된장 장아찌 레시피

꽈리고추는 간장, 고추장, 된장 장아찌를 담글 수 있다. 고추장, 된장 장아찌를 담그더라도 먼저 간장 장아찌로 담근 뒤 이것을 고추장 혹은 된장 장아찌로 담근다.

재료 : 꽈리고추 200g (20~25개)
양념 1 : 간장 1컵, 물 5컵, 매실청(또는 설탕) 1컵, 청주(소주) 1/2컵, 식초 1컵
양념 2 : 멸치다시물 2/3컵, 된장 6큰술, 설탕 2큰술, 양파(다진 것) 1/2개, 마늘(다진 것) 2쪽

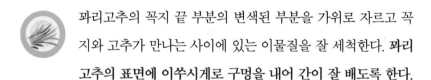

꽈리고추의 꼭지 끝 부분의 변색된 부분을 가위로 자르고 꼭지와 고추가 만나는 사이에 있는 이물질을 잘 세척한다. **꽈리고추의 표면에 이쑤시게로 구멍을 내어 간이 잘 배도록 한다.**

식초를 제외한 양념 1을 전부 냄비에 담고 팔팔 끓여서 장아찌 장물을 만든다.

소독한 용기에 **꽈리고추**를 담고 그 위에 팔팔 끓인 장아찌 장물과 식초 1컵을 붓는다. **꽈리고추**가 뜨지 않도록 눌러준 뒤 하루 동안 숙성한다.

양념 2를 냄비에 담고 퍽퍽하게 끓이면서 강된장을 만든다. 하루 동안 숙성한 **꽈리고추**를 강된장으로 버무린다. 기호에 따라 고춧가루를 넣어 버무려도 괜찮다.

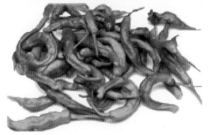

꽈리고추의 특징과 영양 성분 백서

고추의 개량종인 꽈리고추는 일본을 통해 국내에 전래된 뒤 1960년대부터 널리 재배하였다. 우리나라는 남부지방에서 많이 재배한다.

· · ·

01. 꽈리고추는 보통 멸치볶음으로 섭취하지만 장아찌로도 손색이 없다. 고추에 비해 캡사이신 함량이 적기 때문에 통째로 볶아 먹어도 별로 맵지 않고 순하다.

02. 꽈리고추는 한여름에 멸치볶음으로 먹으면 잃어버린 미각을 되찾을 정도로 별미이다.

03. 꽈리고추를 보통의 방법으로 볶으면 간이 배지 않는다. 꽈리고추를 맛있게 볶으려면 양념이 배도록 표면에 이쑤시개 따위로 구멍을 낸 후 볶는 것이 좋다.

04. 꽈리고추는 혈압강하, 혈관개선, 식욕촉진, 노화예방, 신진대사를 활발하게 하는 효능이 있다.

05. 꽈리고추는 상온에서도 일주일 이상 보관할 수 있지만 고추에 비해서 쉽게 물러진다. 더 장기간 보관하려면 신문지로 감싼 뒤 지퍼백 안에 담아서 냉장실에 보관한다.

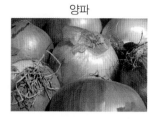
양파

혈관개선에 참 좋은
양파 장아찌

양파는 예로부터 혈액순환, 혈관개선에 좋은 식품으로 알려져있다. 따라서 침대 머리맡에 양파를 놓아두고 자면 감기가 예방되고, 또한 치통에는 양파가 즉효일 정도로 살균력이 강하다.

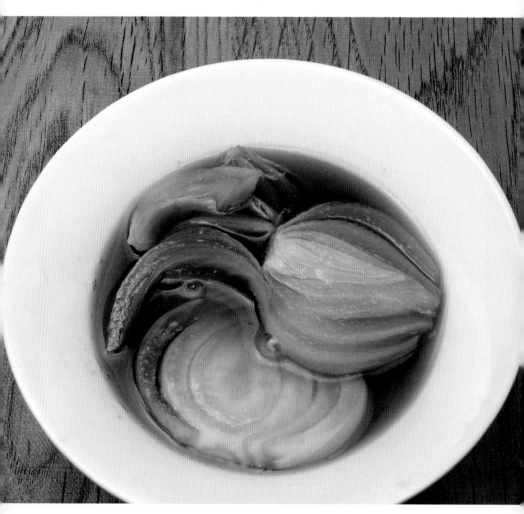

양파 간장 장아찌 레시피

　　양파 장아찌는 아삭한 식감으로 즐기는 장아찌이다. 장아찌 장물은 짜게 하거나 싱겁게 해도 맛있게 먹을 수 있는데 여기서는 저염 장아찌로 담가 보았다.

재료 : 양파 5개
양념 : 간장 1/2컵, 물 2.5컵, 설탕 1컵, 소주 1/4, 사과식초 1/2컵

 양파의 껍질을 벗긴 뒤 먹기 좋은 크기로 자른다. 식초, 소주를 제외한 준비한 양념을 전부 냄비에 담고 팔팔 끓여서 장아찌 장물을 만든다.

 장아찌 장물의 간을 보되 약간 짠맛을 원하면 간장 1/2~1컵을 더 넣어서 끓인다. 여기서는 저염식 장아찌이므로 적게 넣었다.

 용기에 양파를 담고 그 위에 팔팔 끓인 장아찌 장물과 식초, 소주를 붓는다. 이때 시큼한 맛을 원하면 식초 1/2컵을 추가한다. 양파가 가라앉도록 눌러주고 뚜껑을 닫아 냉장고에 저장한다.

 6시간 정도 숙성한 뒤부터 바로 섭취할 수 있다. 기호에 따라 청양고추, 피망, 당근 따위를 같이 넣어서 장아찌를 담글 수 있다.

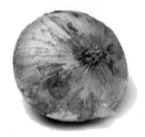

양파의 특징과 영양 성분 백서

서남아시아~지중해 원산의 양파는 백합과의 여러해살이풀이다.

• • •

01. 양파의 국내 전래 시기는 정확하지 않은데 동의보감에 양파가 등장하는 것으로 보아 조선시대에는 양파를 흔하게 식용했던 것으로 보인다.

02. 유럽의 민간에서는 양파를 한때 불임 치료제로 사용하였다.

03. 양파는 치통에 즉효이다. 치아의 통증이 심할 때 양파 한 조각을 씹으면 바로 통증이 사라진다.

04. 양파즙은 각종 외상, 궤양, 질염에 효능이 있기 때문에 로마인들은 검투사들이 양파즙을 몸에 발라 근육을 키웠다.

05. 양파는 살균, 혈액정화, 혈관개선, 해독, 항염, 항암, 소화촉진에 좋고 면역체계를 개선한다. 겨울에 감기에 걸리지 않으려고 양파를 머리맡에 두고 잠을 자면 좋은데 실제로도 효과가 크다.

06. 양파를 장기간 보관하려면 망에 담아 통풍이 잘 되는 곳에 걸어놓는다.

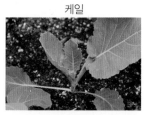
케일

노화예방, 해독의 슈퍼푸드
케일 장아찌

케일은 서구권에서 노화예방, 장수 식품으로 인정받아 슈퍼푸드로 선정한 식재료이다. 케일을 장아찌로 담그면 아삭하고 쫀득한 식감을 오랫동안 즐길 수 있다.

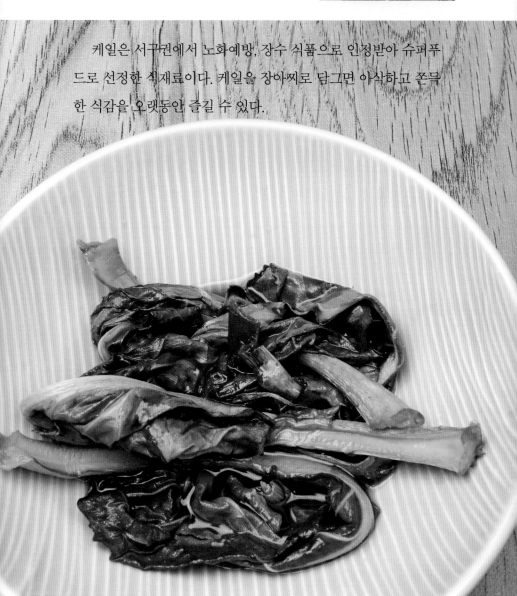

케일 간장 장아찌 레시피

케일 장아찌는 아삭하고 쫀득한 식감으로 즐기는 장아찌이다. 장아찌 장물은 짜게 하거나 싱겁게 해도 상관없다.

재료 : 케일 500g
양념 : 간장 1컵 반, 물 2컵, 설탕 1컵 반, 소주 2/4, 사과식초 1컵, 청양고추 2개

 케일은 잎자루가 두터워도 나중에 연해지므로 잎자루 끝의 변색된 부분만 잘라내고 잎자루까지 장아찌로 준비한다. 케일을 깨끗이 세척한다. 장아찌로 담그면 잎이 수축하기 때문에 잎을 자르지 않아도 된다.

 식초, 소주를 제외한 준비한 양념을 전부 냄비에 담고 팔팔 끓여서 장아찌 장물을 만든다.

 소독한 용기에 양파를 담고 그 위에 미지근한 장아찌 장물과 식초, 소주를 붓는다. 케일이 가라앉도록 눌러주고 뚜껑을 닫아 상온에서 하루 정도 숙성시킨다.

 하루 뒤 냉장고에 넣어 밑반찬으로 꺼내 먹는다.

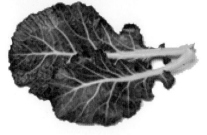

케일의 특징과 영양 성분 백서

십자화과의 두해살이 또는 여러해살이풀인 케일은 양배추의 조상에 해당하는 쌈채소 작물이다. 실제의 영양가나 의학적 효능도 양배추와 거의 흡사하거나 더 뛰어나므로 장수식품이라고 해도 과언이 아니다.

· · ·

01. 케일은 필수 미네랄과 비타민을 많이 함유해 서양에서는 채소의 왕이라는 뜻에서 슈퍼푸드라고 부른다.

02. 케일의 맛은 조금 쓰지만 물에 우려내지 않고 생식으로 먹을 수 있다.

03. 시중의 케일은 더러 농약으로 재배한 경우가 많으므로 깨끗이 세척한 뒤 섭취한다.

04. 케일은 항산화 물질을 다량 함유해 항암과 노화예방, 해독에 아주 좋을 뿐만 아니라 풍부하게 함유된 섬유질은 변비에 좋다. 또한 빈혈, 간 기능, 불면증, 시력 개선에 도움이 된다.

05. 녹즙용 케일은 녹즙 1회분에 해당하는 케일을 김밥처럼 말아서 랩으로 감싼 후 냉동실에 넣어두면 오랫동안 보관할 수 있다.

노화예방에 좋은
브로콜리 장아찌

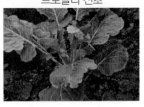
브로콜리 전초

   브로콜리는 케일과 마찬가지로 서구권에서 선정한 진정한 슈퍼푸드의 하나이자 장수 식품이다. 장아찌로 담그면 씹히는 맛도 뛰어난 괜찮은 장아찌가 된다.

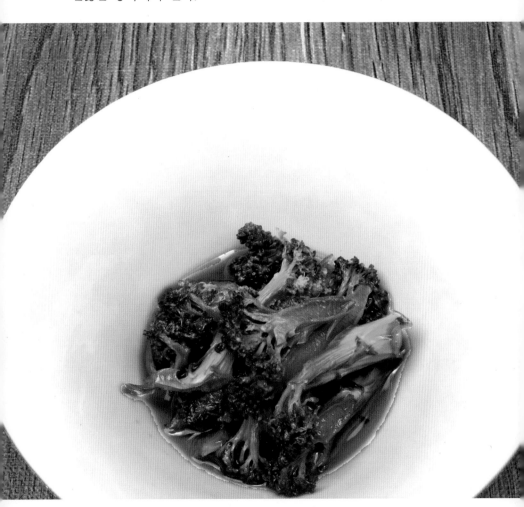

브로콜리 간장 장아찌 레시피

브로콜리는 미성숙 꽃봉우리 부분에서 장아찌 장물이 체류하기 때문에 간장을 많이 넣으면 너무 짜서 섭취할 수 없다. 조금 싱겁게 혹은 피클과 비슷한 저염식 장아찌를 담그는 것이 좋다.

재료 : 브로콜리 200g (1송이)
양념 : 간장 1/3컵, 물 3컵, 설탕 1컵, 소주 1/4컵, 식초 1컵

 브로콜리를 깨끗하게 세척한 뒤 먹기 좋은 크기로 자른다. 준비한 양념에서 식초와 소주를 제외한 것을 모두 냄비에 담고 팔팔 끓여서 장아찌 장물을 만든다.

 장아찌 장물의 간을 보되 약간 짠맛이 느껴지면 배합을 조절한다. 입맛에 맞게 물이나 설탕 혹은 식초를 추가한다.

 소독한 용기에 브로콜리를 담고 그 위에 팔팔 끓인 장아찌 장물과 식초, 소주를 넣고 브로콜리가 가라앉도록 눌러준 후 뚜껑을 닫는다.

 하루 정도 익히면 아삭한 브로콜리 장아찌가 된다.

브로콜리 요리

국내에서는 브로콜리 요리가 발달하지 않았기 때문에 대부분 데쳐서 초장에 찍어 먹는다. 의외로 라면이나 카레에도 브로콜리가 매우 잘 어울린다. 라면에 브로콜리를 넣으면 라면의 짠맛이 중화된다.

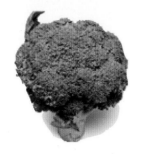

브로콜리의 특징과 영양 성분 백서

브로콜리의 머리 부분은 아직 개화하지 않은 미성숙 꽃봉우리의 집합체이다. 우리가 가식하는 부분은 브로콜리의 미성숙 꽃이다.

• • •

01. 브로콜리 또한 케일의 후손에 해당하는 채소이다.

02. 지금의 브로콜리는 이탈리아에서 개량된 품종으로 1980년대에 전세계에 널리 퍼지면서 인기를 얻기 시작하였다.

03. 브로콜리는 케일이나 양배추와 마찬가지로 비타민 K의 함량이 높다. 건강한 사람에게는 비타민 K가 결핍되지 않지만 결핍될 경우 혈액 응고에 문제가 발생해 장내 출혈, 뼈 기형이 발생할 수 있는데 이는 건강이 나쁜 소아에게 발생할 수도 있다.

04. 브로콜리는 항산화 물질을 다량 함유해 항암과 노화예방, 해독에 아주 좋을 뿐만 아니라 풍부하게 함유된 섬유질은 변비에 좋다.

05. 브로콜리를 장기간 보관하려면 세척한 브로콜리를 잘게 썰어 적당하게 소분한 후 물기를 잘 말려서 지퍼백에 소량씩 소분하여 냉동실에 보관한다. 필요할 때마다 브로콜리가 들어 있는 지퍼백을 하나씩 꺼내어 라면 등에 넣으면 맛있게 섭취할 수 있다.

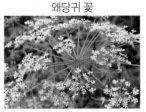
왜당귀 꽃

혈액순환에 참 좋은
당귀(왜당귀) 장아찌

당귀는 예로부터 혈액순환의 보약으로 알려진 약초이자 쌈채소이
다. 장아찌로 담그면서 꾸준히 섭취하면 틀림없이 혈액순환이 개선
될 것이다.

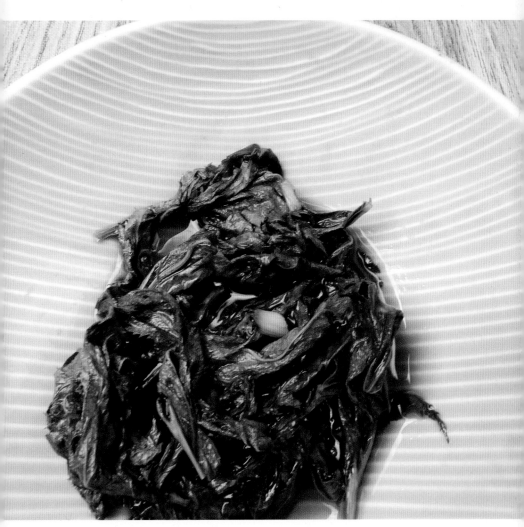

당귀(왜당귀) 간장 장아찌 레시피

왜당귀 장아찌는 조금 질긴 편이다. 잎자루는 깻잎 잎자루보다 질기므로 필요한 경우 잎자루를 조금 잘라낸 뒤 장아찌로 담그면 당귀 특유의 향미를 즐길 수 있다.

재료 : 왜당귀 300g

양념 : 간장 1컵, 물 1컵, 설탕 1컵, 사과식초 1/2컵, 청양고추 1개

 왜당귀를 깨끗이 세척한 뒤 잎자루 별로 찢어서 분리하고 억세 보이는 잎자루는 조금 잘라서 제거한다. 손질한 왜당귀의 수분을 말린다.

 식초를 제외한 준비한 양념을 전부 냄비에 담고 팔팔 끓여서 장아찌 장물을 만든다.

 소독한 용기에 양파를 담고 그 위에 미지근한 장아찌 장물과 식초를 붓는다. 만일 왜당귀가 아닌 토종 당귀일 경우 장아찌 장물이 뜨거울 때 붓는 것이 좋다.

 왜당귀가 가라앉도록 눌러준 후 뚜껑을 닫고 상온에서 하루 정도 숙성시킨다. 하루 뒤 냉장고에 집어넣고 밑반찬으로 꺼내 먹는다.

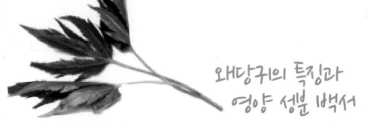

왜당귀의 특징과 영양 성분 백서

왜당귀는 일본에서 들어온 당귀 품종으로, 일당귀라고도
한다. 왜당귀는 우리나라의 깊은 산에서 자생하는 토종
당귀와 맛과 향기는 비슷하지만 육질이 얇고 질기다.

• • •

01. 토종 당귀는 참당귀라고 하며 약재 도매상을 통해 봄철에 구입할 수 있다.

02. 왜당귀는 대형 마트의 쌈채 코너에서 '당귀'라는 이름으로 판매하므로 손쉽게 구입할 수 있다. 즉 우리가 마트에서 구입하는 당귀 잎은 토종 당귀가 아니라 농가에서 재배한 '왜당귀'의 잎이다.

03. 왜당귀는 일제강점기 때 한국 당귀를 좋아했던 일본인들이 한국 당귀를 구하는 것이 어려워지자 일본에서 도입하였다 하여 이름이 붙었다.

04. 당귀란 토종 당귀 혹은 왜당귀의 뿌리를 건조시킨 것을 말한다.

05. 당귀는 혈을 보하고 혈액순환, 월경불순, 자궁출혈, 현기증, 초기 마비증, 지통에 효능이 있다.

06. 일당귀 잎은 신문지로 감싼 뒤 지퍼백에 담고 냉장실에서 보관하면 조금 더 오래 보관할 수 있다.

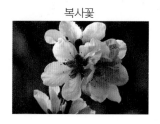
복사꽃

참 맛있는 장아찌
복숭아 장아찌

복숭아 고추장 장조림은 아삭하고 씹히는 맛이 일품이다. 의외로 맛
있는 장아찌이므로 한 번쯤 만들어 볼 만하다.

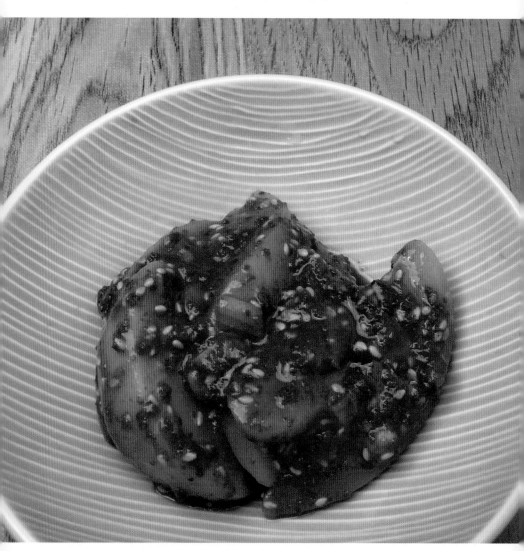

복숭아 고추장 장아찌 레시피

　복숭아 장아찌는 먼저 설탕 장아찌로 만들어 며칠 동안 숙성시킨 후 설탕물을 행구어낸 다음 고추장으로 조물조물 무친 장아찌이다. 씹는 맛도 좋을 뿐만 아니라 달콤 짭조름해서 의외로 맛있다.

> 재료 : 단단한 복숭아 2Kg
> 양념 1 : 복숭아가 잠길 만큼의 물과 설탕, 약간의 소금
> 양념 2 : 고추장 1큰술, 고춧가루 1큰술, 다진 마늘 1큰술, 참기름 1큰술,
> 　　　　참깨 적량

 복숭아를 깨끗이 세척하여 복숭아를 2~8등분으로 나눈 뒤 껍질을 벗기고 씨앗과 꼭지를 제거한다.

 복숭아가 잠길 정도의 물을 준비한 뒤 물의 절반 분량에 해당하는 설탕을 넣어 설탕물을 만든 뒤 냄비에서 끓여준다. 예를 들어 물 4컵일 경우 설탕은 2컵을 넣는다.

 설탕물이 끓고 있을 때 복숭아를 넣어 끓이면서 소금을 2티스푼 넣는다. 약 10~20분 정도 끓인다. 복숭아를 용기에 담고 냉장 보관한다.

 먹을 만큼의 복숭아를 꺼낸 뒤 설탕물을 꾹 짜낸다. 너무 달다 싶으면 찬물에 우려낸다. 양념 2로 고추장 양념을 한 뒤 무쳐 먹으면 매실보다 못하지만 큼직한 식감이 맛있게 먹을 수 있다.

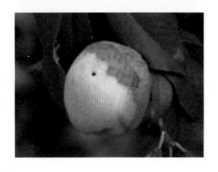

복사나무의 특징과 영양 성분 백서

복숭아가 열리는 나무의 식물학적 정식 명칭은 복숭아나무가
아니라 복사나무이다. 따라서 복사꽃은 복숭아의 꽃을 의미한다.

· · ·

01. 복사꽃이 핀 풍경은 무릉도원을 상징하는데 이는 중국의 4세기 시인
인 도연명이 쓴 '도화원기(桃花源記)'에서 전해져 온 말이다.

02. 소설 삼국지에는 유비, 관우, 장비의 도원결의(桃園結義) 장면이 나
오고 소설 손오공에서는 손오공이 먹은 과일로 복숭아가 등장한다.

03. 복숭아 통조림은 황도, 백도가 있는데 이는 과육의 색상에 따른 분
류이며 실제로도 황도 품종과 백도 품종이 있다. 과육의 맛은 황도
가 약간 신맛이 난다.

04. 복사나무는 열매, 가지, 꽃, 씨앗, 뿌리껍질, 나무껍질, 잎까지 약용
할 수 있다. 혈액순환, 소화, 이뇨, 심복통, 부종, 복통에 효능이 있다.

05. 복숭아는 장기간 보존이 불가능하다. 보통 설탕절임(본문에서 01~04
과정은 복숭아 통조림을 만드는 과정이다.)을 만들어 장기 보관하거
나 건조기로 건과를 만든 뒤 냉동실에 보관한다.

밤 장아찌

보양, 보신에 좋은

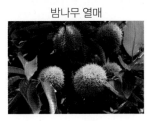
밤나무 열매

밤 장아찌는 고소하고 달콤할 뿐만 아니라 짭조름한 맛에 아삭한 식
감을 가지고 있다. 장아찌로 만들어 놓으면 별미 음식으로 즐길 수 있다.

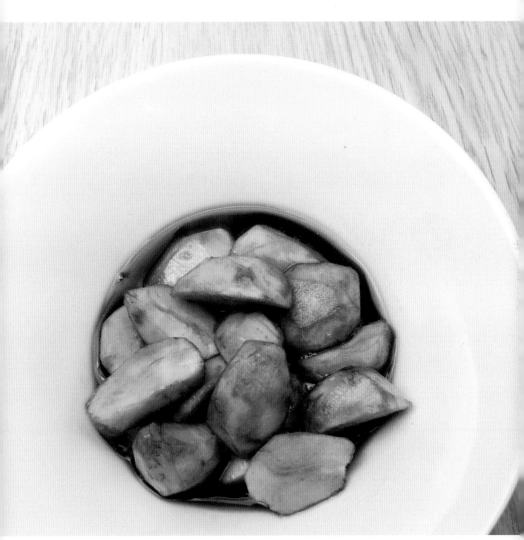

밤 간장 장아찌 레시피

밤 장아찌는 아삭하고 고소하고 짭조름한 맛으로 즐기는 장아찌이다. 밤 자체가 고소한 식품이므로 장아찌의 장물은 조금 짜게 해도 무방하다. 식초는 가급적 적게 넣는 것이 좋다.

재료 : 밤 300g
양념 : 간장 1컵, 물 1컵, 설탕 1컵, 사과식초 1/2컵

 밤의 껍질을 깐 뒤 속껍질을 채칼로 깎아준다. 깐 밤이 변색되지 않도록 설탕을 조금 푼 물에 담근다.

 밤의 크기가 클 경우 간이 잘 배도록 2~3조각으로 자른다. 식초를 제외한 준비한 양념을 냄비에 담고 팔팔 끓여서 장아찌 장물을 만든다.

 소독한 용기에 깐 밤을 담고 그 위에 뜨거운 장아찌 장물과 식초를 붓는다. 밤이 가라앉도록 눌러주고 뚜껑을 닫아 상온에서 하루 정도 숙성시킨다. 하루 뒤에는 냉장고에 저장한다.

 2~3일 뒤 장물을 다시 거두어서 팔팔 끓인다. 장물을 식힌 뒤 다시 용기에 붓는다.

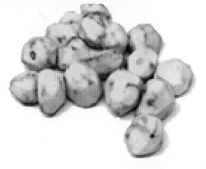

밤나무의 특징과 영양 성분 백서

중세 이탈리아의 산골 사람들이 먹을 것이 없을 때 먹기 시작한 밤은 후에 그 지역 산골 사람들의 주식량이 되었다는 유명한 이야기가 있다. 밤은 그만큼 포만감을 줄 뿐만 아니라 체력 유지와 보신에도 효능이 있다.

· · ·

01. 우리나라와 북한의 밤 생산량을 합치면 중국에 이어 세계 2위권 밤 생산량을 가지고 있다. 서양에서는 터키, 이탈리아가 밤 농장이 많다.

02. 밤나무는 각 나라 별로 품종이 조금 다르지만 우리나라와 일본은 같은 품종이 산에서 자생한다. 중국의 밤나무는 한국, 일본과 다른 품종이며 정식 명칭은 '약밤나무'라고 불린다.

03. 국내의 경우 중부 이북 지방과 북한에서 약밤나무가 자생한다.

04. 우리나라의 밤나무 재배 농장은 추운 지방이 아닌 남부 지방에 분포되어 있다. 특히 충청도 공주와 지리산 일대에 밤나무 농장이 많다.

05. 밤나무는 열매, 열매 껍질, 잎, 뿌리, 나무껍질을 약용한다. 보신, 혈액순환에 좋고 뼈를 튼튼히 할 뿐만 아니라 허로증, 비출혈, 나력, 혈변에 효능이 있다.

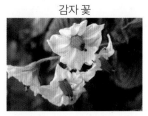
감자 꽃

기를 보하는 음식
감자 조림

감자는 탄수화물 함량이 높아 밥 대신 섭취할 수 있고 각종
소염 효능이 있다.

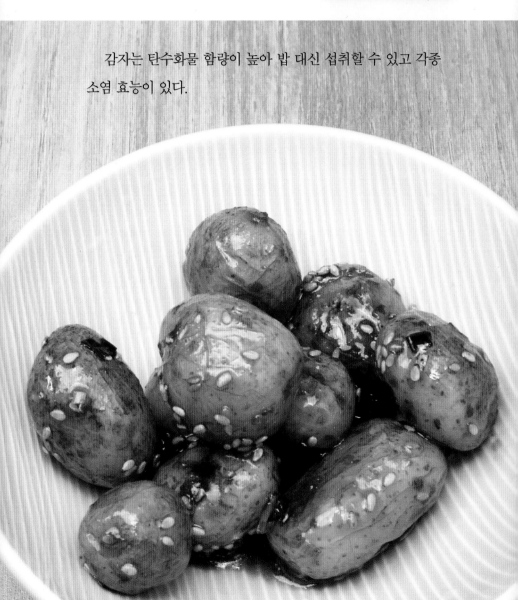

감자 조림 레시피

　감자 장아찌는 본서의 돼지감자 장아찌와 같은 방식으로 담근다. 여기서는 알감자를 식재료로 하여 감자 조림을 만드는 방법을 알아본다.

재료 : 알감자(작은 감자) 500g
양념 : 간장 5큰술, 다시물 1/2컵, 물 1컵, 설탕 3큰술, 물엿 2큰술, 대파(다
　진 것) 2큰술, 참깨 적량

 흐르는 물에서 알감자를 문질러서 깨끗이 세척한다. 껍질을 벗기지 않고 조리한다.

 냄비에 알감자가 잠길 정도로 물을 붓고 끓는 물에 5분 정도 삶는다.

 프라이팬에 알감자와 물 1컵, 간장 5큰술, 다시물 1/2컵, 대파 (다진 것) 2큰술, 설탕 3큰술을 넣고 끓인다. 기호에 따라 홍고추를 함께 넣어도 무방하다. 중불에서 물이 절반으로 줄어들 때까지 졸여준다.

 물이 절반으로 줄어들면 물엿과 참깨를 넣고 잘 섞어준다. 냉장고에 보관한 뒤 반찬으로 섭취한다.

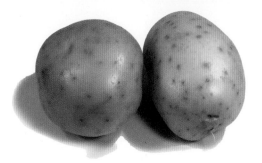

감자의 특징과 영양 성분 백서

가지과의 여러해살이풀인 감자는 전 세계적으로,
특히 서양권에서 주식으로 섭취하는 세계 4대 식량자원이다.

· · ·

01. 페루 일대의 안데스산맥이 원산지인 감자는 콜럼버스의 신대륙 발견 이후 유럽에 전래되었다.

02. 감자가 유럽인의 주식량이 된 것은 산업혁명 이후 인구가 폭발적으로 늘어난 18~19세기 무렵이었다. 유럽 전래 초기만 해도 감자는 맛없는 작물이라고 해서 재배하는 사람이 없었다. 인구가 폭발적으로 늘어나자 구황작물을 키우기 위해서 재배를 권장했는데 대기근기가 겹치면서 감자를 주식으로 하는 사람이 폭발적으로 늘어났다.

03. 우리나라에 감자가 전래된 시기는 조선시대 순조 때이다. 우리나라 역시 감자를 맛이 없는 작물로 여겼기 때문에 재배하는 경우는 거의 없었다. 감자가 강원도의 구황작물로 재배되기 시작한 것은 일제강점기 때였다.

04. 감자는 탄수화물 함량이 많아 식량으로 대신할 수 있다. 한방에서는 감자가 기를 보하고, 비장을 강화시키고, 소염, 이하선염에 좋다고 한다. 화상과 타박상에는 감자를 갈아서 환부에 바른다.

05. 감자를 장기간 보관하려면 통풍이 잘 되는 바구니에 담아 건냉암소에 보관한다. 감자의 적정 보관 온도는 10~15도이므로 냉장고에서의 보관은 가급적 피하는 것이 좋다.

Part 5.

겨울 장아찌 & 장조림 레시피

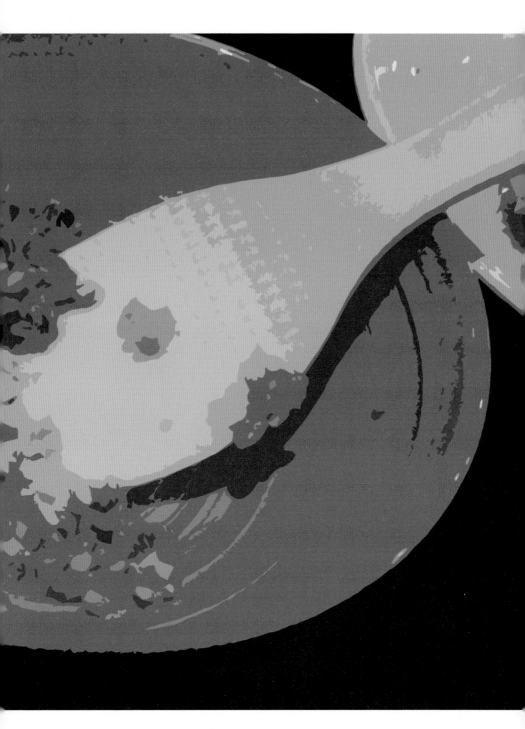

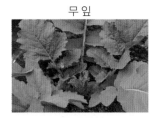
무 잎

간장, 고춧가루, 고추장으로 담그는
무말랭이 장아찌

무말랭이 장아찌는 간장, 고춧가루, 고추장으로 담글 수 있는
데 기본 베이스는 간장 장아찌이다. 기본 베이스가 간장 장아찌
이므로 무말랭이무침처럼 쉬이 변질되지 않는다.

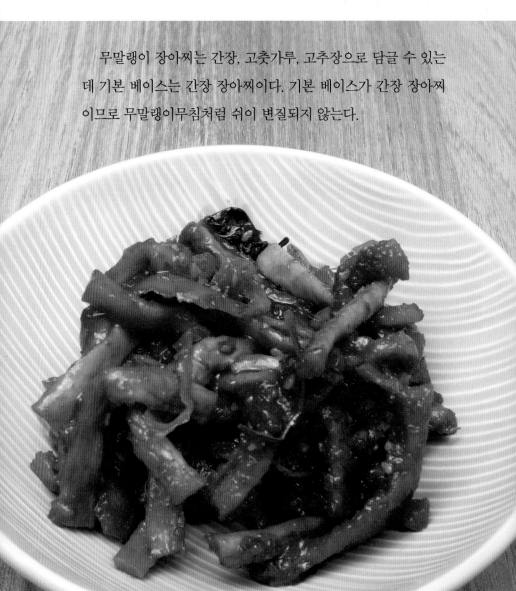

무말랭이 고춧가루 장아찌 레시피

　무말랭이 장아찌는 간장, 고추장, 고춧가루 장아찌가 있다. 먼저 간장 장아찌를 만든 뒤 고춧가루 양념을 하면 고춧가루 장아찌가 된다.

재료 : 무말랭이 200g, 말린 고춧잎 1/2컵
양념 1 : 물 2컵, 다시마 2장
양념 2 : 간장 1컵, 설탕 1/2컵, 매실청 1/2컵, 마늘 5개, 생강 2쪽, 청고추 5개
양념 3 : 고춧가루 적량, 쪽파 적량

 무말랭이를 물에 담그고 팍팍 문질러서 세척한 뒤 고춧잎과 함께 물에 넣어 충분히 불렸다가 마른 헝겊에 넣고 꾹 짜서 물기를 쭉 뺀다.

 양념 1을 냄비에 넣고 팔팔 끓여서 육수로 만든 뒤 다시마는 건져낸다. 마늘, 생강, 청고추는 얇은 편으로 썰어서 준비한다.

 육수에 무말랭이, 고춧잎, 양념 2를 담고 끓인다. 끓기 시작하면 저어주면서 간이 잘 배도록 해준다. 불을 끄고 식힌 후 열탕한 용기로 옮겨 담는다. 용기를 냉장고에 넣어 보관한다.

 먹을 분량만큼 덜어서 양념 없이 내오면 간장 장아찌, 양념 3으로 버무리면 고춧가루 장아찌, 물에 우려서 짠 맛을 충분히 제거한 뒤 고추장과 설탕으로 버무리면 고추장 장아찌이다.

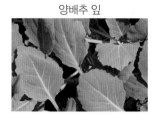
양배추 잎

노화예방, 피부미용에 좋은
양배추 장아찌

양배추 장아찌는 간을 싱겁게 하는 것이 좋다. 그럴 경우 마치 피클
비슷한 식감으로 맛있게 즐길 수 있다.

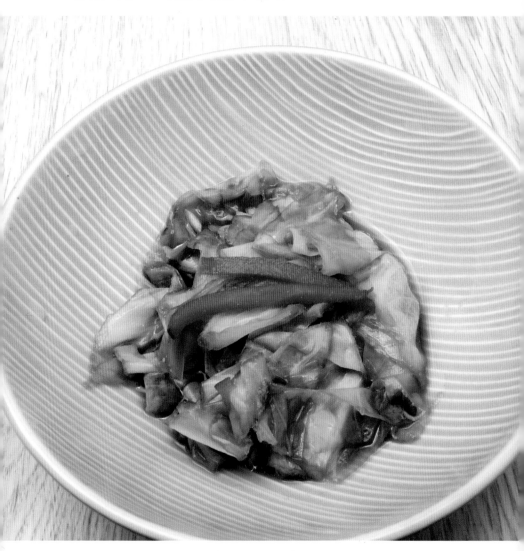

양배추 간장 장아찌 레시피

    양배추 장아찌는 생각과 달리 양배추의 잎이 얇고 부드러워진다. 간장의 양이 많으면 두터운 잎에 짠물이 체류하기 때문에 조금 짤 수도 있다. 따라서 장아찌 장물을 조금 싱겁게 준비하는 것이 좋다.

재료 : 양배추 1/4포기 (700~800g)

양념 : 간장 1컵, 물 5컵, 매실청(또는 설탕) 2컵, 소주(청주) 1/2컵, 식초 1컵

 양배추를 먹기 좋은 크기로 잘라 깨끗이 세척한 뒤 잎사귀는 손으로 일일이 떼어서 분리한다.

 식초, 소주를 제외한 준비한 양념을 전부 냄비에 담고 팔팔 끓여서 장아찌 장물을 만든다. 장아찌 장물의 간을 보되 약간 짠맛을 원하면 입맛에 맞게 간장 1/2~1컵을 추가한다.

 용기에 양배추를 담고 그 위에 팔팔 끓인 장아찌 장물과 준비한 식초, 소주를 붓는다. 더 시큼한 맛을 원하면 입맛에 맞게 식초를 1/2~1컵 추가한다. 양배추 잎이 가라앉도록 무거운 것으로 눌러주고 뚜껑을 닫는다.

 하루 정도 숙성하면 아삭한 양배추 장아찌가 된다. 기호에 따라 양배추 외에 피망, 당근을 넣어서 담글 수도 있다.

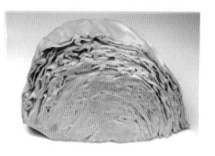

양배추의 특징과 영양 성분 백서

양배추는 케일의 근연종 채소이지만
케일과 마찬가지로 영양소의 보고이다.

• • •

01. 양배추의 탄생 근원은 알려지지 않았는데 자연상에서 자연 교배로 출현했거나 인간에 의해 개량된 변종으로 보기도 한다.

02. 우리나라는 양배추의 중요 생산국 중 하나이다. 일본에 비해 두 배를 생산하고 있지만 양배추 최대 생산국인 중국의 10% 수준에 불과하다.

03. 양배추를 먹는 방법은 매우 다양하다. 우리나라는 샐러드, 겉절이 김치, 양배추 찜으로 즐겨 먹지만 서구권에서는 소금 절임, 피클, 스튜, 육류볶음 등 다양한 방법으로 소비한다.

04. 양배추는 케일과 마찬가지로 항산화 물질을 다량 함유해 항암과 노화 예방, 해독에 좋을 뿐만 아니라 풍부하게 함유된 섬유질은 변비에 좋다.

05. 양배추를 장기간 보관하려면 양배추의 뿌리와 심을 도려낸 후 신문지를 말아서 물에 적신 후 도려낸 부분을 채워준다. 그런 뒤 양배추를 통째로 랩으로 밀봉한 뒤 냉장실에 보관한다.

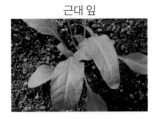
근대 잎

아동의 성장 발육에 좋은
근대 장아찌

근대는 간장과 궁합이 잘 맞을 뿐만 아니라 된장하고도 궁합이 잘 맞는다. 영양가 면에서는 아동의 성장발육에 좋은 성분이 함유되어 있다.

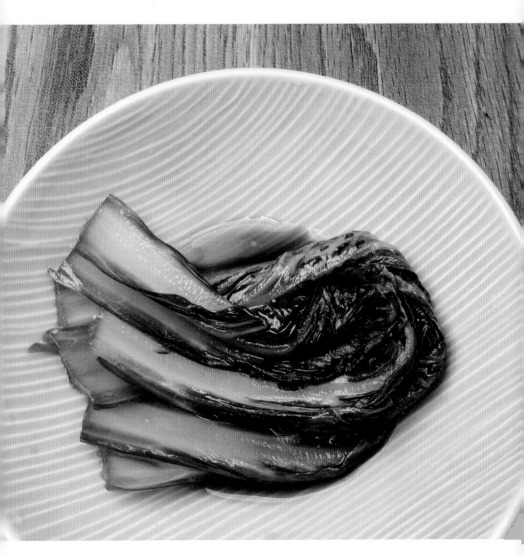

근대 간장 장아찌 레시피

근대는 국거리 외에는 다른 반찬으로 이용하지 않지만 장아찌 용도로도 손색이 없는 채소이다. 장아찌의 맛은 두툼하고 아삭하다.

재료 : 근대 200g
양념 : 간장 1컵, 물 1컵, 설탕 1컵, 식초 2/3컵

 근대의 줄기 끝 변색된 부분은 잘라서 버린다. 흐르는 물에서 근대를 깨끗이 세척한다.

 식초를 제외한 준비한 양념을 냄비에 담고 팔팔 끓여서 장아찌 육수를 만든다.

 용기에 근대 잎을 켜켜이 담고 그 위에 한소끔 식힌 장아찌 장물과 식초를 붓는다. 근대 잎이 가라앉도록 눌러주고 뚜껑을 닫는다.

 하루 정도 익히면 두툼하고 씹는 맛이 좋은 근대 장아찌가 된다. 기호에 따라 고추를 함께 넣어서 담글 수도 있다.

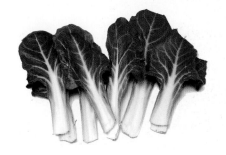

근대의 특징과 영양 성분 백서

시금치의 근연종인 근대는 비름과의 두해살이풀이다.

• • •

01. 근대는 우리나라의 경우 된장국 재료로 사용하지만 서구권에서는 마치 채소처럼 각종 볶음요리나 스튜에 넣어 섭취한다.

02. 근대를 맛있게 섭취하는 방법은 근대를 데친 뒤 강된장에 찍어먹는 방법과 근대죽이 있다. 어느 방법이건 근대된장국보다는 더 맛깔스러운 맛을 제공한다.

03. 근대는 칼슘, 철분, 비타민 A 함량이 높기 때문에 아동의 성장발육, 시력 개선, 혈액순환 개선에 좋다.

04. 근대를 장기간 보관하려면 신문지로 감싸서 지퍼백으로 밀봉한 뒤 냉장실에 넣어둔다.

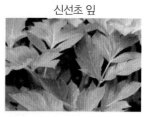
신선초 잎

고혈압 예방에 좋은
신선초 장아찌

성인병 예방의 녹즙 식물로 유명한 신선초는 아주 쌉싸름한 맛의 약초이다. 쌉싸름한 맛을 좋아하는 사람은 신선초를 간장 장아찌로 담가 볼 만하다.

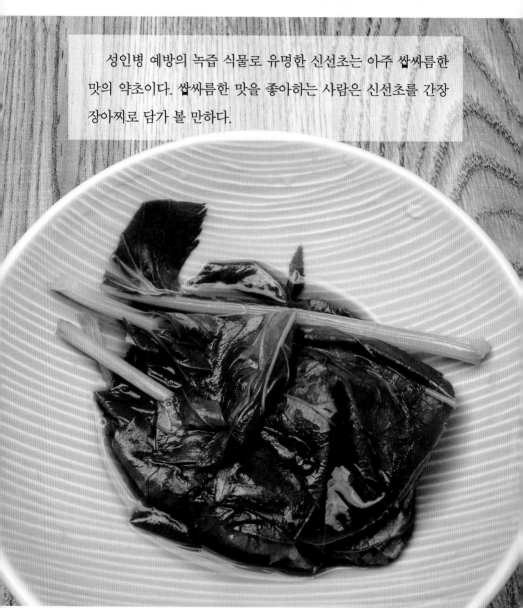

신선초 간장 장아찌 레시피

　신선초는 쌉쌀한 맛이기 때문에 짠맛 장아찌에도 어울리지만 아무래도 요즘 추세인 저염식 장아찌나 새콤달콤한 장아찌로 담그는 것이 좋다. 신선초의 쌉싸름한 맛은 고기쌈과 잘 어울린다. 신선초는 흔히 생채나 녹즙으로 먹는다고 알려져 있는데 오히려 나물로 무쳐 먹으면 더 맛있는 채소이다.

재료 : 신선초 500g
양념 : 간장 2컵, 물 5컵, 설탕 2컵, 매실청 1/2컵, 소주(청주) 1/2컵, 식초 2컵

 신선초를 깨끗이 세척한 뒤 먹기 좋은 크기인 10cm 길이로 자른다.

 식초와 소주를 제외한 양념을 모두 냄비에 담고 팔팔 끓여서 장아찌 장물을 만든다. 장아찌 장물의 간을 보면 약간 짜고 약간 시큼할 것이다.

 용기에 신선초를 담은 뒤 조금 식힌 장아찌 장물과 식초, 소주를 붓는다. 신선초가 가라앉도록 눌러주고 뚜껑을 닫는다.

 하루 정도 익히면 달콤 쌉싸름하고 시큼한 신선초 장아찌가 된다. 기호에 따라 피망, 당근을 함께 넣을 수 있다.

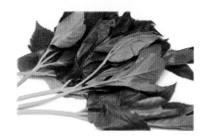

신선초의 특징과 영양 성분 백서

산형과의 여러해살이풀인 신선초는 항암 식품이
유행이었을 때 일본에서 도입된 녹즙용 약초 식물이다.

· · ·

01. 신선초의 일본명은 명일엽(明日葉)인데 국내에 도입될 때는 신선초
    라는 이름이 되었다. 일본에서는 이즈 반도에 자생지가 있다.

02. 일본에서는 신선초가 자생하는 지방에서 녹즙 외의 국수, 아이스크
    림에 넣거나 튀김 등의 요리를 개발해 가식하고 있다.

03. 신선초는 줄기에서 노란색 수액이 나온다. 이런 점으로 다른 유사종
    과 구별할 수 있다. 이 수액은 에도시대 때 천연두 치료에 외용하였다.

04. 신선초의 주요 효능은 고혈압 예방, 빈혈 예방이고 항암과 당뇨에 유
    효한 성분이 함유되어 있다. 일본의 민간에서는 신선초를 강장, 이뇨,
    소화촉진약으로 더러 사용하였다.

05. 신선초는 상온에서도 일주일 정도 신선도를 유지한다. 조금 더 오래
    보관하려면 적당한 길이로 소분한 뒤 신문지로 감싸서 지퍼백으로
    밀봉하여 냉장실에 넣어둔다.

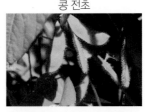

노화예방, 혈액순환에 좋은
검정콩 장조림

밑반찬이 아쉬울 때 흔히 먹는 것이 검정콩 장조림이다. 검정콩은 노화예방, 시력 개선, 혈액순환에 좋으므로 끼니 때마다 밥상에 곁들이는 것도 좋은 생각이 된다.

검정콩 장조림 레시피

　검정콩 장조림은 밑반찬이 없을 때 요긴한 반찬이 될 뿐만 아니라 건강에도 좋은 반찬이다. 장조림으로 조리할 때는 입맛에 맞게 달달하게 조리할 수도 있다.

재료 : 검정콩(서리태) 200g
양념 : 진간장 5큰술, 설탕 3큰술 반, 물엿 2큰술, 다시물 1큰술, 참깨 적량

 먼저 변질된 콩을 골라서 솎아낸 뒤 물에 박박 문질러서 여러 번 세척한다.

 접시에 검정콩을 담은 뒤 1컵의 물을 붓고 1~2시간 동안 불린다.

 냄비에 불린 콩물과 콩을 담는다. 준비한 양념을 냄비에 담고 중불로 졸인다.

 팔팔 끓기 시작하면 약불로 줄인 뒤 주걱으로 저어가면서 콩이 알맞게 익을 때까지 조금 더 졸여준다.

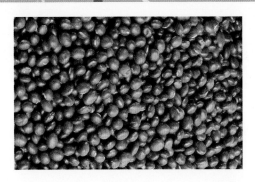

검정콩(서리태)의 특징과 영양 성분 백서

검정콩은 크기가 작은 '서목태', 고소한 맛 때문에 콩조림으로
섭취하는 '서리태', 크기가 상대적으로 큰 '흑태'가 있다.

• • •

01. 대두(된장콩)의 변종인 서리태는 10월에 서리가 내린 후에 수확한다
하여 서리태라는 이름이 붙었다.

02. 서리태는 콩껍질은 검정색이지만 알맹이는 청색이다. 이 때문에 속
은 청색이라고 하여 '속청'이라는 별명이 있다.

03. 서목태는 콩의 크기가 작기 때문에 '쥐눈이콩'이라는 별명이 있다. 식
용보다는 약용 목적으로 사용하는 서목태는 볶아서 간식으로 먹거나
분말을 만든 뒤 물과 함께 섭취한다.

04. 서목태는 약용, 서리태는 장조림, 흑태는 콩밥에 사용한다. 약용 효
능은 엇비슷하기 때문에 서로 같은 약효가 있는 것으로 취급한다.

05. 이들 검정콩들은 공통적으로 항암, 노화예방, 혈액순환, 이뇨, 해독에
효능이 있다. 검정콩의 노화예방 성분은 콩껍질에 함유되어 있으므
로 콩껍질을 같이 섭취해야 한다.

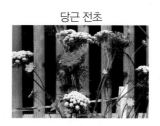
당근 전초

알고 보면 당도가 있는
당근 장아찌

당근 장아찌는 먹기 불편한 당근을 비교적 편리하게 먹을 수 있게 해주는 방법 중 하나이다. 조금 짭조름하게 간을 해도 당근이 중화시켜 주기 때문에 질리지가 않는다.

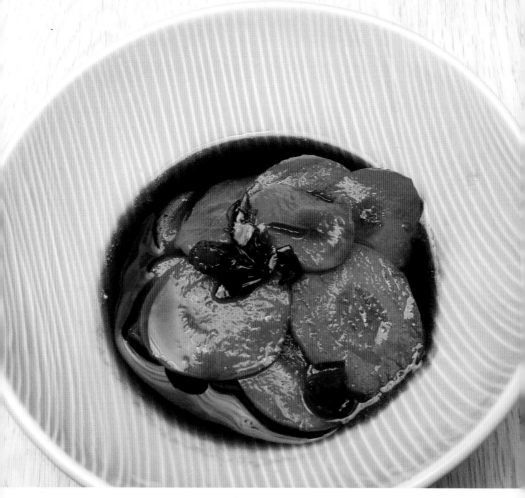

당근 간장 장아찌 레시피

당근 간장 장아찌는 편으로 썬 당근을 간장으로 담근 것을 말한다. 장아찌의 맛은 조금 아삭하고 씹히는 식감이 있다.

재료 : 당근 2개
양념 : 간장 1 컵, 물 1컵, 설탕 1컵, 식초 1/2컵

 당근을 깨끗이 세척한 뒤 썩은 부분이나 변질된 부분은 도려낸다. 그렇지 않을 경우 장아찌가 변질될 수도 있다. 당근을 가급적 얇은 편으로 썰어놓는다.

 식초를 제외한 준비한 양념을 냄비에 담고 팔팔 끓여서 장아찌 육수를 만든다.

 용기에 당근을 켜켜이 담고 그 위에 한소끔 식힌 장아찌 장물과 식초를 붓는다. 당근이 가라앉도록 눌러주고 뚜껑을 닫는다.

 하루 정도 익히면 두툼하고 씹는 맛이 있는 당근 장아찌가 된다. 기호에 따라 청양고추를 함께 넣어서 담글 수도 있다.

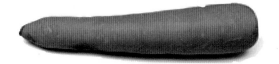

당근의 특징과 영양 성분 백서

산형과의 한두해살이풀인 당근은 네덜란드에서 최초로 오렌지색 당근이 우연히 발견되면서 세상에 알려졌고 지금의 당근 개량종이 탄생하였다.

• • •

01. 말은 당근을 좋아하지만 무는 먹지 못한다.

02. 말이 무를 먹을 경우 복통에 걸린다고 한다.

03. 말이 당근을 좋아하는 이유는 말 주인이 제공하는 식량 중에서 당근의 당도가 가장 높기 때문이다. 당근은 당도가 높지 않다고 알려져 있지만 말이 먹는 건초, 귀리, 옥수수, 보리에 비해서는 중간 정도의 당도가 있으므로 말이 좋아한다는 것이다.

04. 당근은 이질, 해수, 소화불량, 시력개선에 효능이 있고 비장을 보한다.

05. 당근은 신문지로 싼 후 지퍼백에 넣어 냉장실에 보관하면 조금 더 오래 보관할 수 있지만 당근 자체가 쉽게 변질되는 작물이므로 가급적 빨리 섭취하는 것이 좋다. 당근을 냉동실에 보관하려면 깨끗이 세척한 후 조리할 크기로 썰어서 비닐랩에 적당하게 소분한 뒤 보관한다.

마늘 전초
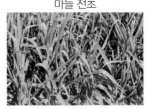

항암, 혈관에 좋은
마늘 장아찌

마늘 장아찌는 아삭한 식감에 새콤달콤한 맛으로 인기가 있다. 마늘은 본질적으로 매운 맛을 가지고 있기 때문에 짠맛보다는 새콤달콤한 맛의 장아찌로 즐기는 것이 더 좋다.

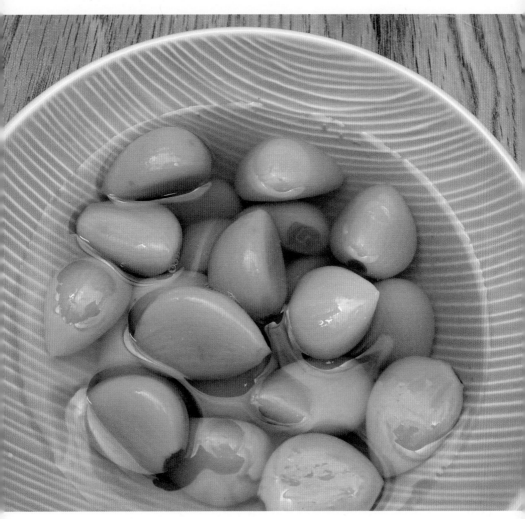

마늘 간장 장아찌 레시피

   짜지 않고 아삭하고 새콤하게 즐길 수 있는 마늘 장아찌 레시피를 알아보자.

재료 : 마늘 1Kg
양념 1 : 식초 2컵, 물 2컵
양념 2 : 설탕 2컵, 간장 1/2컵, 소주(청주) 1/4컵

 식초 2컵, 물 2컵을 혼합해 식초물을 만든다. 유리 단지에 깐 마늘을 넣고 식초물을 붓는다. 마늘이 잠길 정도면 된다. 냉장고에서 1주일 정도 저장하면 마늘에서 아린 맛이 사라진다.

 1주일 뒤 마늘은 용기에 그대로 두고 식초물만 냄비에 붓고, 양념 2를 혼합한 뒤 팔팔 끓여서 장아찌 육수를 만든다.

 장아찌 육수를 식힌 뒤 마늘이 들어 있는 용기에 붓고 한소끔 식힌 후 냉장고에 보관한다.

 일주일 뒤 단지의 장아찌 육수만 다시 냄비로 옮긴 다음 끓여서 식힌 뒤 다시 붓는다.

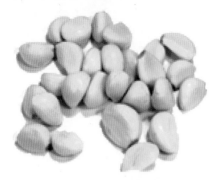

마늘의 특징과
영양 성분 백서

백합과의 여러해살이풀인 마늘의 원산지는 서아시아
~유럽 일대라고 알려져 있으며, 우리나라에는 삼국
시대에 중국을 통해 전래된 것으로 추정된다.

• • •

01. 건강에 유익한 흑마늘은 마늘의 매운맛을 제거하여 섭취에 용이하도
록 고안된 것인데 영양 효능은 생마늘보다 뛰어나다.

02. 껍질채 잘 세척한 통마늘을 끓는 물에 5분 정도 데친 후 물기를 제거
한 뒤 전기밥솥에서 2주일 정도 보온 모드로 발효시킨 마늘을 흑마
늘이라고 한다. 발효가 잘 된 흑마늘은 쫄깃한 질감과 함께 단맛이
나고 매운 맛은 없다.

03. 마늘은 케일과 함께 10대 장수식품 중 하나이다.

04. 마늘의 주성분은 알리신과 황화합 물질이다. 주요 효능으로는 항암,
혈관 질환 예방, 항당뇨, 강장, 해독, 스테미너 증진, 노화예방이 있다.

05. 마늘은 장기간 보관하려면 껍질이 있는 통마늘을 구입해야 한다. 통
마늘을 망사에 담은 뒤 통풍이 잘 되는 곳에 걸어놓으면 오랫동안 보
관할 수 있다.

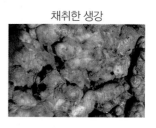
채취한 생강

혈액순환, 식중독에 좋은
생강 장아찌

생강은 호불호가 많은 식재료이지만 간장 장아찌로 담그면 생강을
싫어하는 사람도 맛있게 즐길 수 있다.

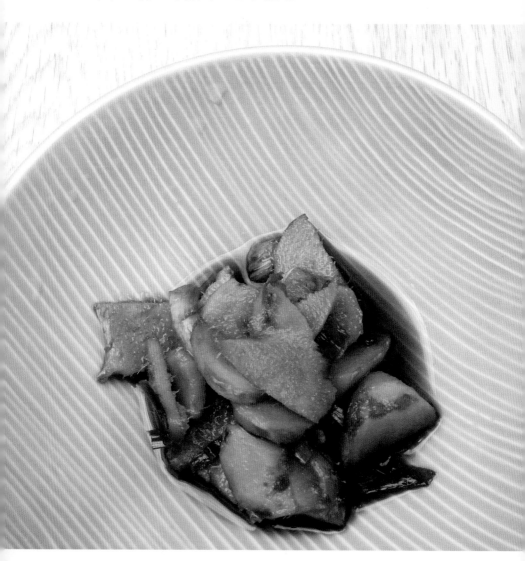

생강 간장 장아찌 레시피

생강 장아찌는 생강 특유의 톡 쏘는 맛이 일품이다. 향미가 강한 생강은 짭조름한 맛도 일품이지만 식초를 많이 넣는 저염식 장아찌도 괜찮다. 생강 특유의 톡 쏘는 맛이 입맛을 돋운다.

재료 : 생강 1Kg
양념 : 간장 2컵, 물 4컵, 식초 1컵, 설탕 1컵, 매실청 1컵, 소주(청주) 1/2컵

 생강을 깨끗이 세척한 뒤 채칼로 껍질을 벗겨 가급적 얇은 편으로 자른다.

 식초와 소주를 제외한 양념을 냄비에 담고 팔팔 끓여서 장아찌 장물을 만든다. 장물의 간을 보아 약간 짠맛을 원하면 간장을 1~2컵 더 추가하되, 추가한 분량의 절반만큼 설탕을 추가한다. 예를 들어 간장을 1컵 추가할 경우 설탕을 1/2컵 추가한다.

 용기에 생강을 켜켜이 담고 그 위에 팔팔 끓인 장아찌 장물과 식초 1컵을 넣는다. 더 시큼한 맛을 원하면 식초 1컵을 추가한다. 생강이 가라앉도록 눌러주고 뚜껑을 닫는다.

 냉장고에서 일주일 정도 숙성하면 아삭하고 톡 쏘는 생강 장아찌가 된다.

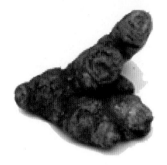

생강의 특징과 영양 성분 백서

생강과의 여러해살이풀인 생강은 인도~동남
아시아 열대지방이 원산지이다.

• • •

01. 생강은 진저롤(Gingerol)과 쇼가올(Shogaol)을 함유해 특유의 매운 맛과 향미가 난다.

02. 생강을 편으로 자른 뒤 설탕으로 졸임한 것을 편강이라고 하는데 매운 맛이 완화되어 비교적 섭취에 용이하지만, 요즘 편강은 당도가 높기 때문에 싫어하는 사람도 많다.

03. 생강 절임은 본래 색으로 절인 것과 색을 넣어 절인 것, 식초를 넣어 절인 것이 있다.

04. 생강은 혈액순환 개선, 소화촉진, 복통, 감기, 하혈, 면역력을 개선하고 식중독, 독성 식물의 독을 해독한다.

05. 생강은 쉽게 물러지고 부패하기 쉽다. 부패한 생강은 발암 물질을 함유하고 있으므로 섭취를 피하는 것이 좋다. 생강을 장기간 저장하려면 화분에 모래를 담고 모래 속에 묻어둔 뒤 동해를 받지 않도록 한다.

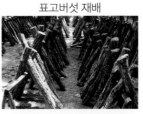
표고버섯 재배

고혈압 예방에 참 좋은
표고버섯 장아찌

표고버섯 장아찌는 조금 달콤 짭조름하게 담근 뒤 식용한다.
표고버섯 특유의 향미가 살아 있어 밑반찬으로 아주 좋다.

표고버섯 간장 장아찌 레시피

표고버섯 장아찌는 표고버섯 특유의 향미와 쫄깃한 맛을 제공한다. 표고버섯은 짭조름한 장아찌는 물론 저염식 장아찌로도 잘 어울린다.

재료 : 표고버섯 400g (장아찌용의 작은 표고버섯, 싱싱한 것)
양념 : 간장 2컵, 물 5컵, 식초 1컵, 설탕 1컵, 매실청(또는 설탕) 1컵, 소주
(청주) 1/2컵

 버섯류는 장아찌를 담글 때 가급적 세척하지 않고 이물질을 손으로 털어내고 담그지만 불안하면 흐르는 물에 가볍게 세척해 준다. 세척한 표고버섯을 얇은 편으로 자른 뒤 물기를 말린다.

 식초와 소주를 제외한 양념을 냄비에 담고 팔팔 끓여서 장아찌 장물을 만든다. 장아찌 장물의 간을 보아 약간 짠맛을 원하면 간장 1~2컵을 추가하되, 추가한 간장의 절반 분량만큼 설탕을 추가한다. 예를 들어 간장 1컵을 추가할 경우 설탕을 1/2컵 추가해 준다.

 용기에 표고버섯을 켜켜이 담고 그 위에 팔팔 끓인 장아찌 장물과 식초, 소주를 붓는다. 표고버섯이 가라앉도록 눌러주고 뚜껑을 닫는다.

 일주일 뒤 장아찌 육수를 덜어서 다시 팔팔 끓인 후 붓는다.

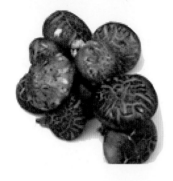

표고버섯의 특징과
영양 성분 백서

솔밭버섯과의 표고버섯은 동아시아 일대에서
자생하며 세계적으로 유명한 버섯이다.

● ● ●

01. 우리나라와 일본은 된장국에 표고버섯을 넣어 먹고, 중국은 각종 야채볶음에 표고버섯을 사용한다.

02. 국내의 식용버섯 시장은 표고버섯 시장이 가장 크고, 양송이 버섯 시장은 표고버섯 시장의 20% 수준이다.

03. 표고버섯은 봄, 가을에 참나무 하부에서 홀로 또는 무리지어 발생한다. 표고버섯과 흡사한 화경버섯은 독버섯이므로 섭취를 피해야 한다.

04. 어린 표고버섯은 생으로 섭취할 수 있다. 이 때문에 산에서 화경버섯을 표고버섯으로 오인하여 생으로 섭취하는 경우도 있으므로 주의한다.

05. 표고버섯은 혈관 질환을 개선하는 성분이 함유되어 고혈압, 동맥경화를 예방한다.

06. 표고버섯을 장기간 보관하려면 햇볕에서 건조시킨 후 냉동실에 넣어둔다. 버섯대가 딱딱해질까지 건조시키면 된다.

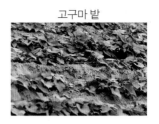
고구마 밭

기운을 돋우게 하는
고구마 장아찌

    고구마 장아찌는 고유의 단맛과 함께 간장의 짠맛이 어우러져 흔히 말하는 '단짠맛' 장아찌가 된다. 식감도 아삭하기 때문에 별미 밑반찬이라고 할 수 있다.

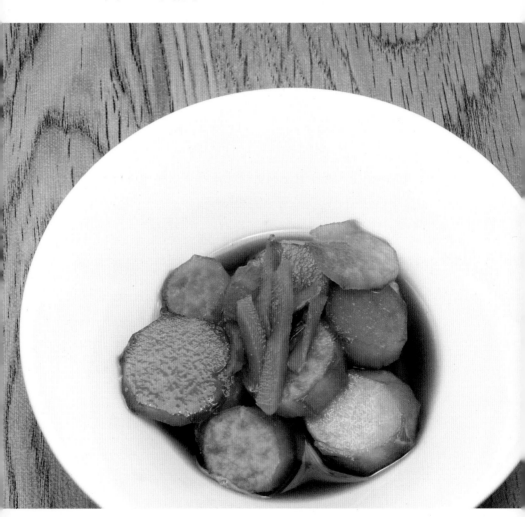

고구마 간장 장아찌 레시피

　고구마는 달콤하기 때문에 간장 장아찌를 담글 때 조금 짭조름하게 담그되, 식초는 조금 덜 넣는 것이 좋다.

재료 : 고구마 400g (자잘한 것)
양념 : 간장 1컵, 물 1컵, 설탕 1컵, 식초 1/2컵, 청양고추 2개

 고구마를 깨끗이 세척한다. 세척한 고구마를 얇은 편으로 자른 뒤 물기를 말린다.

 식초를 제외한 양념을 냄비에 담고 팔팔 끓여서 장아찌 장물을 만든다.

 용기에 고구마를 켜켜이 담고 그 위에 팔팔 끓인 장아찌 장물과 식초를 붓는다. 고구마가 가라앉도록 눌러주고 뚜껑을 닫는다.

 이틀 정도 상온에서 숙성시킨 후 장물을 다시 받아낸 뒤 끓인다. 한소끔 식인 후 다시 부어준다. 냉장실에 보관한 뒤 밑반찬으로 내온다.

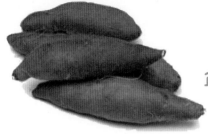

고구마의 특징과 영양 성분 백서

중남미 페루 원산의 고구마는 신대륙 발견 당시 유럽에
전래되었고 우리나라에는 조선시대에 전래되었다.

• • •

01. 고구마는 조선 중기에 감저(甘藷)라는 이름으로 알려져 있었다. 조
선의 정조대왕은 중국에서 들여온 고구마를 널리 장려했지만 키우
는 법을 몰라 보급에 실패하였다. 지금의 고구마는 19세기 초 대마
도에서 가져온 고구마의 재배법을 연구하면서 차츰차츰 보급된 것
으로 추정된다.

02. 당시 대마도는 조선의 영향권에 있었기 때문에 대마도에서 부른 용
어를 그대로 차용해 지금의 '고구마'라는 명칭이 감저(甘藷)라는 명
칭을 밀어내고 사용되었다. 대마도 사람들은 고구마를 '고코이모'라
고 불렀다.

03. 고구마는 혈과 기, 진을 보하고 변비에 효능이 있을 뿐만 아니라 항
암에 유효한 성분을 함유하고 있다.

04. 고구마를 장기간 보관하려면 통풍이 잘 되는 건냉암소에 보관하는
것이 좋으며 냉장고에서의 보관은 당도를 떨어뜨리므로 가급적 피
하는 것이 좋다.

맛있게 즐길 수 있는 장아찌
감 장아찌

감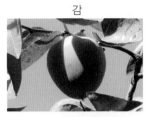

감 장아찌는 먼저 소금물에 절인 후 나중에 고추장 무침으로 먹는다. 아삭한 식감에 달콤 짭조름한 맛이 미각을 자극한다.

감 고추장 장아찌 레시피

　감처럼 날것으로 섭취할 수 있는 과일와 채소는 뜨거운 간장물에 담그는 것이 아니라 소금 장아찌로 담근 뒤 고추장무침으로 섭취하면 별미 음식이 따로 없을 정도로 맛나다.

재료 : 단감 600g (단감 중간 크기 4~5개)
양념 1 : 물, 소금 120g
양념 2 : 고추장 1큰술, 고춧가루 1작은술, 참기름 1작은 술, 설탕 2작은술,
　　　　식초 1작은술, 쪽파(다진 것), 마늘(다진 것) 1쪽, 깨 적량

 중간 크기의 단감을 준비한 뒤 꼭지를 따고 깨끗이 세척한다. 준비한 단감이 잠길 정도의 물과 소금 120g을 냄비에 담고 소금물을 만든 뒤 팔팔 끓인다. 이때 소금은 준비한 단감 전체 무게의 20% 분량을 넣는다.

 끓인 소금물을 식힌 후 용기에 담고 감을 껍질 채 넣는다. 감이 떠오르지 않도록 눌러준다. 뚜껑을 닫고 며칠 동안 숙성시킨다.

 단감에 소금간이 들면 한 번에 먹을 만큼인 1~2개씩 꺼내어 껍질을 벗긴 뒤 얇은 편으로 자른다. 물에 30분 정도 우려낸 후 그늘에서 말린다.

 양념 2를 섞어 고추장 양념을 만든다. 고추장 양념으로 버무린 뒤 반찬으로 식용한다. 감 고유의 달콤한 맛에 맵고 짭조름한 맛이 가미되어 맛있게 즐길 수 있다.

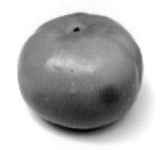

감나무의 특징과 영양 성분 백서

동아시아 원산의 감나무는 우리나라의 경우 고향을 상징하는
나무로 유명하지만, 중국에서는 일곱 가지 덕이 있는 나무로 유명하다.

• • •

01. 동아시아 지역에는 감나무의 유사종으로 고욤나무와 노아시나무(난
    장이감나무)가 있다.

02. 감나무는 씨앗으로 번식되지 않는다. 감나무 씨앗을 심으면 콩알만
    한 감이 열리는 감나무가 자라는데 이 때문에 원래 감나무보다 못하
    다는 뜻에서 돌감나무 내지는 땡감나무라고 부른다.

03. 감은 변비에 좋지 않은 성분이 함유되어 있으므로 변비가 있는 사람
    은 감을 많이 먹지 않도록 한다.

04. 감나무는 뿌리를 포함한 지상부 전체에 약용 효능이 있다. 대표적인
    효능으로는 고혈압, 인후통, 당뇨, 객혈, 가래, 해수, 혈액순환, 여성
    병, 폐기종 등이다.

05. 감을 장기간 보관하면서 섭취하려면 감말랭이로 만들어야 한다. 감
    말랭이는 햇볕에 말리거나 건조기로 말린다.

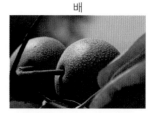
배

장아찌 요리의 꽃
배 장아찌

배 장아찌는 단맛이 중화되고 배 특유의 식감을 즐길 수 있는
음식이다. 소금이나 설탕에 절인 배를 찬물에 우려낸 뒤 고추장
무침으로 섭취하면 독특하고 맛있다.

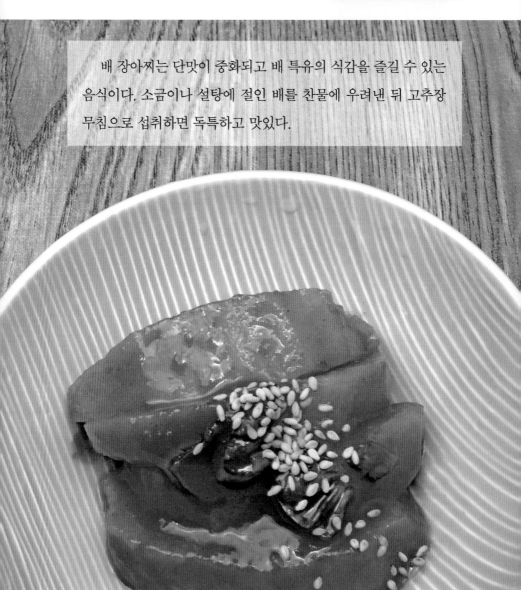

배 고추장 장아찌 레시피

배 장아찌는 소금물이나 설탕물에 절인 뒤 간장이나 고추장으로 버무리는 장아찌이다. 배 특유의 단맛은 사라지지만 쫄깃하고 아삭한 과실이 두툼하게 씹히는 것이 별미이다.

재료 : 배 2개 (800~1000g)
양념 1 : 소금, 물
양념 2 : 간장(또는 고추장) 적량, 고춧가루 적량, 설탕 적량, 참깨, 다진 대
　　　　파, 다진 마늘 적량

 같은 양의 소금과 물을 혼합해 소금물을 만든다. 껍질을 벗겨 4~8토막으로 자른 뒤 씨앗과 꼭지를 제거한 배를 소금물에 넣는다. 소금물의 분량은 배가 잠길 정도면 된다.

 하루 뒤 소금물만 따로 따라서 끓인 뒤 다시 붓고, 다시 하루 뒤 소금물만 따로 따라서 끓인 뒤 붓는다.

 며칠 뒤 배를 꺼내어 찬물에 짠맛을 우려낸 뒤 그늘에서 건조시킨 후 양념 2로 버무린다. 소금으로 절였기 때문에 배 특유의 단맛은 사라지지만 두툼한 육질과 아삭한 식감이 별미이다.

 배 설탕물 장아찌는 물과 설탕을 적량 섞은 뒤 4~8토막으로 쪼개어 씨앗과 꼭지를 제거한 배를 설탕물에 하루 동안 넣어둔다. 설탕물에서 건져낸 배를 그늘에서 이틀 건조시키면 꼬들꼬들해진다. 이것을 물에 불린 뒤 물기를 빼고 고추장 양념으로 먹는다.

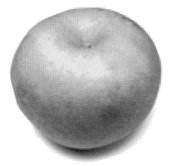

배나무의 특징과
영양 성분 백서

우리나라의 산에서 자생하는 돌배나무를
개량 육종한 것이 지금의 배나무이다.

• • •

01. 배는 과실이 끈적거리지 않고 푸석하기 때문에 일반적으로 과일잼
을 만들지 않는다.

02. 한중일 배나무의 열매는 둥근 모양이고 서양배는 표주박 모양이다.
이 때문에 한중일 배나무는 특별히 동양 배나무라고 부른다. 동양 배
나무가 서양에 가로수 혹은 재배 목적으로 보급된 것은 채 50년이
되지 않았다.

03. 우리나라 배는 유달리 당도가 높기 때문에 특별히 '한국 배'라고 부
른다.

04. 배는 초기 감기, 가래, 기관지염, 해열, 부종, 피부미용, 변비, 피로회복,
해독의 효능이 있고 진을 보할 뿐만 아니라 숙취해소에 좋다.

05. 배를 장기간 보관하려면 신문지로 감싼 뒤 냉장실에 넣어둔다.

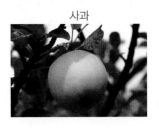
사과

변비, 다이어트에 좋은
사과 장아찌

사과 장아찌는 배 장아찌에 비해 식감이 나쁘지만 새콤달콤 짭조름한 맛을 즐길 수 있다.

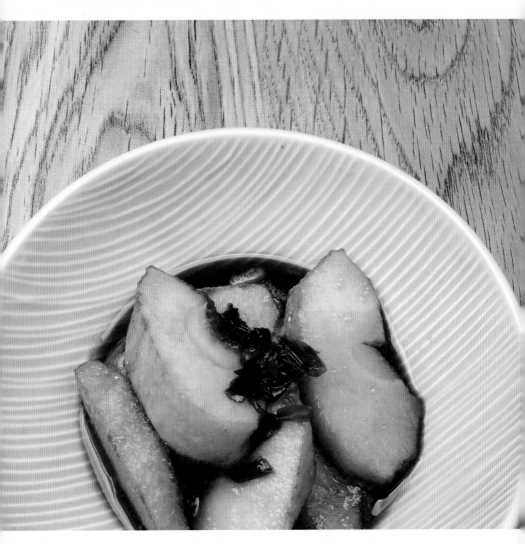

사과 간장 장아찌 레시피

  사과 장아찌는 달달하고 새콤 짭조름한 맛으로 먹는다. 재료가 달기 때문에 조금 짜게 만들어도 상관없다.

재료 : 사과 500g (작은 것 3~4개)
양념 : 간장 2컵, 물 1컵, 설탕 1컵, 매실청(또는 설탕) 1/2컵, 청주(소주)
      1/2컵, 식초 1컵

장아찌용의 자잘한 사과를 준비한다. 사과를 깨끗이 세척한 뒤
껍질을 벗기고 8~10등분으로 나눈 뒤 씨앗과 꼭지를 제거한다.

식초를 제외한 양념을 냄비에 담고 팔팔 끓여서 장아찌 장물
을 만든다.

용기에 사과를 켜켜이 담고 그 위에 팔팔 끓인 장아찌 장물과
식초를 붓는다. 사과가 가라앉도록 눌러주고 뚜껑을 닫는다.

하루 정도 숙성하면 아삭하고 달콤 짭조름한 장아찌가 된다.

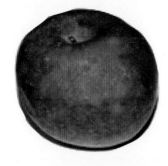

사과나무의 특징과 영양 성분 백서

서아시아, 동남유럽, 중국 등이 원산지인 사과나무는
장미과의 낙엽활엽관목이다. 현대의 사과나무는 원산지 구분이
애매할 정도로 수많은 재배종이 세계 각처에서 재배되고 있다.

• • •

01. 사과나무의 근연종 나무는 야생 사과나무라고 할 수 있는 능금, 관상수
　　로 유명한 꽃사과가 있는데 둘 다 콩알만한 사과가 열리는 나무이다.

02. 사과를 저녁에 먹으면 독이 된다는 말은 저녁에 당분과 산성이 강한
　　사과를 먹으면 당뇨에 좋지 않고, 사람에 따라 속쓰림이 온다는 뜻
　　에서 유래되었다.

03. 사과는 피부미용, 변비, 다이어트, 해독, 고혈압 예방, 노화 예방에 효
　　능이 있다.

04. 사과나 바나나에는 칼륨 성분이 많이 함유되어 있으므로 갑상선항진
　　증 환자라면 상식하는 것이 좋다.

05. 사과는 신문지로 감싼 뒤 온도가 낮은 건냉암소에 보관하면 수개월
　　동안 보관할 수 있지만 사과가 얼지 않는 곳이어야 한다.

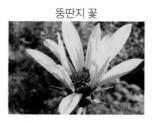
뚱딴지 꽃

당뇨에 효능이 있는 식재료
뚱딴지(돼지감자) 장아찌

뚱딴지를 맛있게 즐길 수 있는 방법으로는 장아찌가 좋다. 간을 잘
맞추면 미각적으로 감자 못지않은 즐거움을 준다.

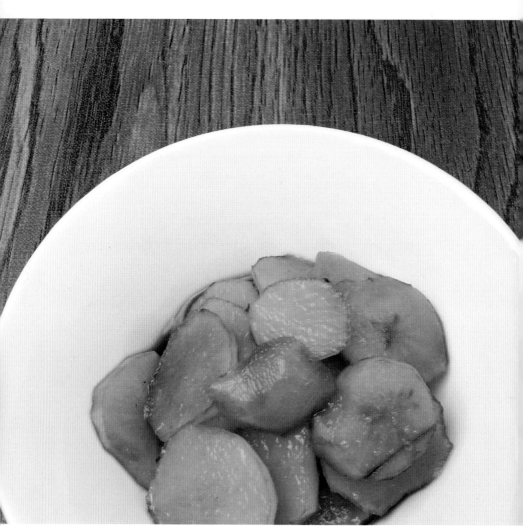

뚱딴지 간장 장아찌 레시피

　돼지감자 장아찌는 아삭하게 씹히는 질감이 있다. 돼지감자는 재료 자체가 기본적으로 거의 맹한 맛이므로 간장을 많이 넣으면 매우 짜다. 간장을 적게 넣는 것이 좋다.

재료 : 돼지감자 500g
양념 : 간장 1컵 반, 물 1컵, 설탕 1컵, 매실청 1/2컵, 소주(청주) 1/3컵, 식
　　초 1컵

돼지감자를 물에 1시간 정도 담갔다가 껍질을 벗긴 뒤 깨끗하게 세척한다. 껍질을 벗긴 돼지감자를 도마에서 얇은 편으로 자른다.

식초와 소주를 제외한 양념을 전부 냄비에 담고 팔팔 끓여서 장아찌 장물을 만든다.

용기에 돼지감자를 켜켜이 담고 그 위에 팔팔 끓인 장아찌 장물과 식초, 소주를 붓는다. 냉장 보관한 일주일 뒤 장아찌 육수만 덜어내어 한소끔 끓인 뒤 다시 붓는다.

아삭하고 달콤 짭조름한 돼지감자 장아찌가 된다. 기호에 따라 장아찌 재료로 청양고추 2개를 넣을 수도 있다.

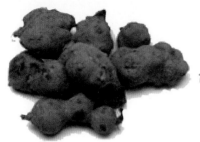

뚱딴지(돼지감자) 특징과 영양 성분 백서

뚱딴지(Helianthus tuberosus)는 일제강점기 때 식량 자원으로 들여온 북미 원산의 식물이다. 원래 감자처럼 식용 목적으로 재배를 권장했지만 맛이 없어서 돼지나 먹는 감자라는 뜻에서 돼지감자라는 별명이 붙었다.

• • •

01. 지금도 가을이면 시골 농가의 쓸모없는 빈터에서 작은 해바라기 꽃처럼 생긴 뚱딴지 꽃을 흔히 볼 수 있다.

02. 뚱딴지에서 가식 부위는 감자 모양의 덩이줄기(뿌리)이다. 뿌리의 채취 적기는 서리가 내린 뒤부터 겨울까지인데 이 무렵에는 뿌리가 비대해져 수확량을 높일 수 있다.

03. 뿌리의 식감이나 맛은 야콘과 비슷하다. 간단히 말해 무와 연근, 우엉의 맛이 섞인 미묘한 맛이다.

04. 뚱딴지의 주성분은 이눌린과 식이섬유이다. 식이섬유는 변비, 다이어트에 좋고 뿌리에 평균 12% 함유된 이눌린은 천연 인슐린 효능이 있어 혈당치를 상승시키지 않으면서도 단맛을 제공해 당뇨에 특히 효능이 높고 콜레스테롤 수치 개선, 장 건강에 좋다. 학자에 따라서는 당뇨에 특히 좋은 식품이라며 돼지감자를 많이 권장하고 있다.

어린이 건강에 좋은 음식
메추리알 장조림

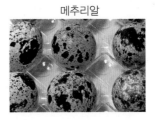
메추리알

고소한 맛의 메추리알 장조림은 단백질이 풍부하기 때문에 어린이의 성장 발육에도 좋을 뿐만 아니라 요긴할 때마다 먹을 수 있는 맛깔스러운 밑반찬이다.

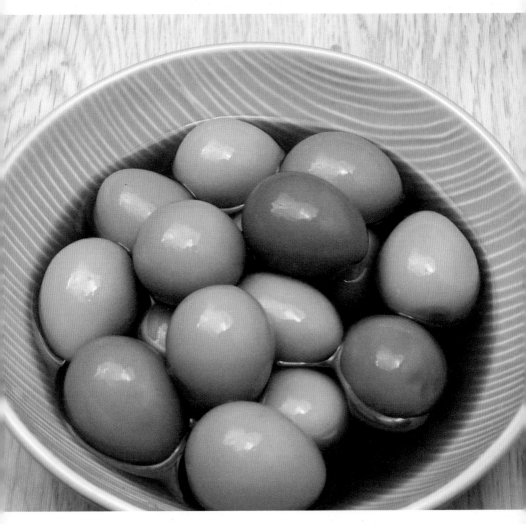

메추리알 장조림 레시피

　메추리알 장조림의 양념은 간장 장아찌 장물을 만드는 것과 비슷하지만 장아찌 장물과 달리 냄비에서 자글자글 조리하는 과정이 필요하다. 계란 장조림을 만들 때도 이와 같은 방법으로 조리한다.

재료 : 메추리알 2판 (40개)
양념 : 간장 1/4컵, 물 1컵, 설탕 2큰술, 마늘 2개, 꽈리고추 2개, 청주(소주)
　　　 1큰술, 식초 1큰술, 다시마 1쪽

 냄비에 메추리알과 물을 넣은 뒤 삶는다. 삶은 메추리알을 그릇에 두드리면 금이 가는데 이때 양손바닥으로 비벼서 껍질을 벗긴다.

 식초와 메추리알을 제외한 양념을 전부 냄비에 담고 간장물로 팔팔 끓인다. 간장물이 끓기 시작하면 메추리알을 넣고 조린다.

 메추리알에 갈색 물이 잘 스며들도록 여러 번 뒤섞어준다. 양파, 대파를 함께 넣고 조리해도 괜찮다.

 완성된 장조림은 냉장고에 보관한 뒤 밑반찬으로 섭취한다.

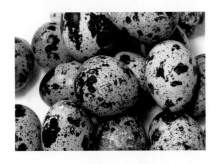

메추리알의 특징과 영양 성분 백서

'메추리'라고 불리지만 생물학적 정식 명칭은 꿩과
가금류 '메추라기'이다. 메추라기는 만주, 시베리아
일대에서 우리나라를 통과하는 겨울 철새 중 하나이다.

• • •

01. 메추라기의 생김새는 병아리와 흡사하지만 몸 길이는 병아리보다 큰
    20cm 내외이고 깃털과 몸 색상은 전형적인 새 모양이다.

02. 겨울에는 전국의 산야와 하천, 논밭에서 흔히 볼 수 있는데 주로 강
    변 수풀과 농작물이 있는 개간지에 출현한다.

03. 메추라기는 산란기에 접어들면 10개 정도의 알을 낳지만 인공사육한
    메추라기는 100개 안팎을 낳는다.

04. 메추라기의 두 눈은 원하는 물체를 향해 고정할 수 있을 뿐만 아니라
    색깔을 식별할 수 있다.

05. 자연산 메추리알의 무게는 8~13g 내외이고 평균 무게는 10g이다. 단
    백질이 풍부하고 레시틴이 함유되어 있어서 어린이의 성장 발육과 허
    로한 노인 건강에 좋은 영양소를 함유하고 있다.

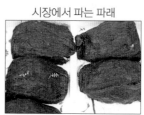

시장에서 파는 파래

어린이 뼈 건강에 좋은
파래 장아찌

파래 장아찌는 된장을 연하게 푼 간장으로 담근다. 간장과 된장을 잘 배합하면 짭조름하고 고소한 맛의 파래 장아찌가 완성되므로 장기간 보관할 수 있고 맛있게 먹을 수 있는 밑반찬이다.

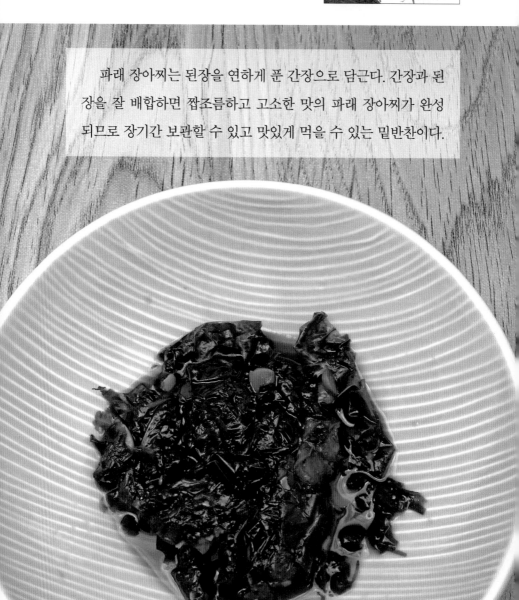

파래 된장 장아찌 레시피

　파래는 바닷가의 조간대 상부에서 흔히 군락을 이룬다. 가정에서는 데쳐서 무쳐먹는 것을 파래무침이라고 하는데 전통 방식의 장아찌로도 먹을 수 있다.

재료 : 파래 2뭉치
양념 : 간장 2/4컵, 물 2컵, 된장 3큰술, 설탕 2큰술, 다시마 1장, 국물내기
　　　멸치 몇 개

 파래를 깨끗이 세척한 뒤 물기를 빼낸다. 양념 재료를 전부 냄비에 담고 끓인다.

 용기에 파래를 담고 파래가 가라앉도록 헝겊으로 누른 뒤 끓인 장아찌 물을 붓는다.

 간간하게 맛이 들면 필요할 때마다 꺼내어 먹는다.

 위 재료에서 된장 대신 고추장 혹은 고춧가루를 사용할 수도 있다.

파래의 특징과 영양 성분 백서

파래는 염분 농도가 낮은 강 하구 주변의 얕은 바다에서
사는 종과 깊은 바다의 바위에 서식하는 종이
있는데 넓은 의미에서는 모두 파래라고 부른다.

• • •

01. 파래는 보통 늦가을~초여름에 출현한다.

02. 녹조 식물인 파래는 주로 파란빛을 띠고, 홍조 식물인 김은 붉은빛
을 띤다.

03. 파래는 김보다 칼륨, 칼슘, 비타민 A 함량이 매우 높기 때문에 영양가
면에서는 김보다 우수하다.

04. 파래는 특유의 향이 있으므로 파래를 구입할 때는 특유의 향이 있는
지 확인하고 향이 강할수록 싱싱하고 품질이 좋다.

05. 파래의 주요 효능은 피로회복, 빈혈, 근골 강화, 변비, 흥분 억제 작용
을 하고 니코틴 해독 및 노화예방, 신진대사를 활성화한다.

06. 민간에서는 욕조에 파래를 풀고 목욕을 하면 피부미용에 좋다고 말
한다.

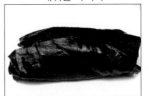

변비와 대장암 예방에 좋은
다시마 장아찌

먹기 좋은 크기로 자른 다시마를 조금 싱겁게 장아찌로 담
근다. 밥 반찬으로도 좋을 뿐만 아니라 쌈을 싸먹을 때도 좋다.
변비를 예방하고 대장암을 방지한다.

다시마 간장 장아찌 레시피

다년생 해조류인 다시마는 육수를 만들 때 감칠 맛을 내는 재료이지만 그 자체가 장아찌 재료로 손색이 없다. 육류 음식에 특히 잘 어울린다.

재료 : 건다시마(또는 생다시마) 400g
양념 : 간장 1/2컵, 물 1/2컵, 설탕 1/2컵, 식초 1/2컵, 국물내기 멸치 5개,
　　　무 1쪽, 양파 1/2쪽

 다시마를 먹기 좋은 크기인 가로 3cm, 세로 2cm 크기로 자른다. 다시마를 끓는 물에 살짝 데친 후 건져낸다.

 냄비에 준비한 양념을 넣고 장아찌 장물을 끓인다. 장아찌 장물이 한소끔 끓으면 건더기는 버린다.

 용기에 다시마를 층층이 담고 뜨거운 상태의 장아찌 장물을 붓는다. 하루 동안 숙성시킨 뒤 용기에서 장물만 거두어 다시 끓인 후 붓는다.

 냉장고에 저장하면서 반찬으로 꺼내 먹는데 짭조름하고 쫄깃한 맛이 난다.

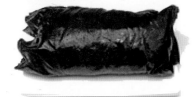

다시마의 특징과 영양 성분 백서

해초류인 다시마는 전복 양식장에서 전복이 즐겨 먹는 식량이다.

• • •

01. 다시마는 생다시마, 건다시마가 있다. 생다시마는 염장다시마, 물다시마, 쌈다시마라고도 불린다.

02. 건다시마는 장기간 보관이 용이하고 생다시마는 바로 요리할 수 있는 점이 특징이다. 건다시마와 생다시마는 대개 기본적으로 염장되어 있다.

03. 생다시마와 건다시마 둘 다 육수를 우려낼 때 사용하거나 화장용 미용 팩으로도 사용할 수 있다. 생다시마는 튀각이나 다시마 분말, 건다시마는 다시마쌈, 초밥을 만들 때 좋다.

04. 다시마 육수는 찬물일 때 넣고 물이 끓으면서 점점 부풀어오를 때 건져내야 육수 맛이 좋다. 육수에서 다시마는 감칠 맛을 관장한다.

05 알카리성 식품인 다시마는 식이섬유, 알긴산, 칼슘, 셀레늄, 아이오딘, 요오드가 함유되어 있다. 해독, 갑상선저하증, 다이어트, 변비에 효능이 있고 대장암, 당뇨를 예방한다. 변비에는 다시마 분말을 물과 함께 마시면 최대 200배까지 팽창하면서 도움을 준다.

06. 건다시마 표면의 흰 가루는 자연적으로 생성된 천연 조미료나 마찬가지이므로 사람이 섭취할 수 있다.

찾아보기 (Index)

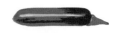

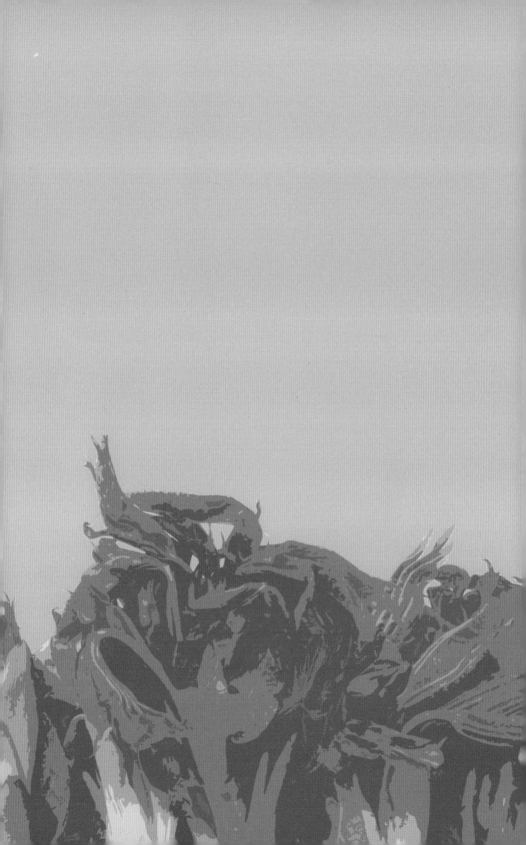

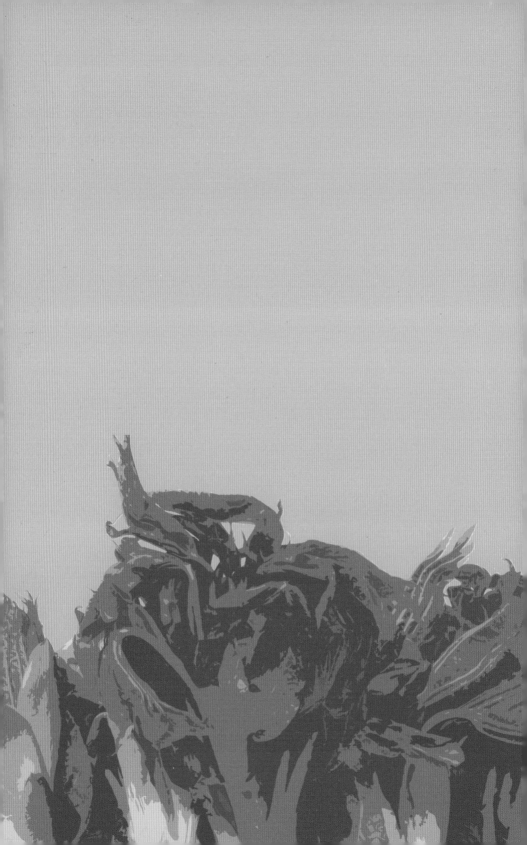